JN232451

臨床工学技士のすすめ

工学博士 野 城 真 理 著

コロナ社

ま え が き

　本書は 10 年以上前に，筆者が当時勤務していた東京医科歯科大学医用器材研究所にコロナ社の方がお見えになったことに端を発する。その方は「本を書きませんか」という話をもってこられたのである。筆者は現勤務先である北里大学医療衛生学部医療工学科臨床工学専攻に移ることが決まっていたので，自分の勉強にもなると思い，「臨床工学技士のすすめ」というタイトルで書きましょうと，気軽に引き受けて提案書を書いてしまった。
　これが間違いのもとであったことが，北里大学に勤め始めて 1 年もしないうちに明白になった。筆者は本を書いた経験がなかったわけではなく，その労力は知っているつもりだったが，新しい仕事を始めながら，自分があまりよく知らないことを書くというのは，どだい無理な話だったのである。そのうえ，学部で働くのは研究所よりもはるかに忙しくて，まとまった時間を作るのがむずかしかった。そういうわけで，編集担当者の適切な，タイミングを見計らった催促にもかかわらず，同氏の定年退職までに本書は完成しなかったのである。本書の「まえがき」を記すにあたり，最初に当時の編集担当者に心からお詫びを申し上げるとともに，きっかけを作ってくださり，忍耐強く完成を待ってくださったことに深謝することから始めないわけにはいかない。
　結果として，10 年以上費やしたことによって，本書は不十分ながら一応の体裁を整えることができた。いまでも臨床工学を理解したとはいえないが，10 年前にはもっと理解していなかったうえに，多くの方々のご協力を得ることはむずかしかったので，本書を早く出版したら惨憺（さんたん）たる結果を招いていたことだろう。しかし，筆者の力不足のために，本書にはなお誤りや不適切な記述が多々あると思われるので，ご指摘，ご教示いただければ幸いである。
　本書の意図は，臨床工学技士を世の中に広く知ってもらうことである。さらにいうならば，臨床工学を学び，さらに研究したい，臨床工学技士になりたいと思う人が増えることである。そのために 1 章では臨床工学技士が働いている現場を紹介して，臨床工学技士のイメージをつかんでもらおうとした。2 章で

は，臨床工学の歴史から始めて，法で定められた臨床工学技士制度の現状を述べた。3章では，臨床工学技士になるにはどういう手順を踏まなければならないかを，おもに試験制度の面から具体的に説明した。4章は，実際に臨床工学技士を目指して学んでいる学生の様子，学ぶ内容とその方法，就職や進学とその後に来る専門認定などを記述している。5章は，日本と比較するためにイギリスの臨床工学を取り上げ，シェフィールド大学を例にして，日本の臨床工学技士にあたる職種の業務や教育を説明している。最後の6章は，筆者の考える臨床工学技士の本質に基づいて理想の臨床工学技士像を描き，教育のあり方について触れている。この章だけは説明の都合上，少し数式を使うことを避けられなかったが，それほどむずかしくはなく，面倒なら数式は飛ばして読んでも，重要なことは理解できるであろう。本文中に登場する専門用語は太字で示し，各節の最後にまとめて囲みにして，できるだけわかりやすく説明した。

　本書を執筆するにあたって，金井寛上智大学名誉教授をはじめとする多くの臨床工学の先達の方々の文献を参考にさせて頂いたことに心から御礼を申し上げたい。文献は非常に多岐にわたったので，6章を除いて参考文献として明示しなかったことをご寛恕くださるようにお願いする次第である。また，本書を完成するには多くの方々のご協力をいただいた。施設の見学を快く許可してくださった北里大学病院MEセンターおよび腎センター，原稿に目を通してご助言をくださった渡辺敏北里大学名誉教授と北里大学医療衛生学部事務室の岩島徹課長代理，いろいろな面で支援してくださった臨床工学専攻の教員諸氏と卒業生，特に，囲みの多くの部分の素案を書いてくださった新秀直氏，挿絵を描いてくださった岡山奈々氏，原稿の転載をご承認くださった根武谷吾講師，矢島真知子氏，梶磨依子氏，岡庭功治氏，山中望氏，インタビューに応じてくださった新秀直氏，山嵜佐織氏，小蕎匡晃氏，八木依子氏，法律や規則の条文をタイプしてくださった黒田厚介氏，遅れに遅れた脱稿であったにもかかわらず出版をご快諾くださり，完成までに多くの点でご尽力いただいたコロナ社に心からの謝意を表する。

2006年1月

野　城　真　理

目　　　次

1　臨床工学技士を訪ねて

1.1　手　術　室 …………………………………………………… 2
1.2　高気圧酸素治療室 …………………………………………… 8
1.3　血 液 透 析 室 ………………………………………………… 10
1.4　集中治療室（ICU）…………………………………………… 14
1.5　臨 床 工 学 部 門 ……………………………………………… 15

2　臨床工学技士とは

2.1　学問的背景　―医用生体工学― …………………………… 20
　2.1.1　医学と工学の重なり …………………………………… 20
　2.1.2　エム・イー？ …………………………………………… 21
　2.1.3　イギリスの例 …………………………………………… 22
　2.1.4　安全と保守管理 ………………………………………… 24
2.2　日本の臨床工学 ……………………………………………… 25
　2.2.1　実力検定試験 …………………………………………… 25
　2.2.2　合 同 委 員 会 …………………………………………… 25
　2.2.3　国 家 資 格 ……………………………………………… 26
2.3　臨床工学技士法の概要 ……………………………………… 27
　2.3.1　定　　　義 ……………………………………………… 27
　2.3.2　業　　　務 ……………………………………………… 29

3　臨床工学技士になるには

3.1　受 験 資 格 …………………………………… 33
　3.1.1　高 校 卒 業 者 …………………………… 33
　3.1.2　既卒者および中退者 …………………… 43
　3.1.3　外国で学んだ場合 ……………………… 49
3.2　国 家 試 験 …………………………………… 50
3.3　大　　綱　　化 …………………………………… 51

4　臨床工学技士を目指して

4.1　技 士 の 卵 …………………………………… 54
　4.1.1　川崎ゆかり（仮名）さんの場合 ……… 54
　4.1.2　大柴道義（仮名）君の場合 …………… 57
　4.1.3　四谷えり子（仮名）さんの場合 ……… 61
　4.1.4　古井由直（仮名）君の場合 …………… 63
4.2　学ぶべきこと ………………………………… 66
4.3　学 ぶ 理 由 …………………………………… 66
　4.3.1　解　剖　学 ………………………………… 66
　4.3.2　薬理学と生理学 ………………………… 69
　4.3.3　電気工学と電子工学 …………………… 70
　4.3.4　計 測 工 学 ………………………………… 75
4.4　勉強の方法 …………………………………… 76
4.5　就　　　　職 …………………………………… 77
　4.5.1　企　　　業 ………………………………… 78
　4.5.2　病　　　院 ………………………………… 79
4.6　大　学　院 …………………………………… 81
4.7　専 門 認 定 …………………………………… 83

5 イギリスの臨床工学

5.1 医用物理と医用生体工学 …………………………………………… 88
5.2 シェフィールド大学医用物理臨床工学部門 ………………………… 89
 5.2.1 部門の業務 ………………………………………………… 90
 5.2.2 教育体制 …………………………………………………… 94

6 臨床工学の本質と臨床工学技士の将来

6.1 工学と医学 …………………………………………………………… 101
 6.1.1 診断と治療 ………………………………………………… 101
 6.1.2 計測と制御 ………………………………………………… 102
6.2 臨床工学技士のもつべき思考法 …………………………………… 104
 6.2.1 定量的 ……………………………………………………… 104
 6.2.2 因果的 ……………………………………………………… 105
 6.2.3 効率的 ……………………………………………………… 106
 6.2.4 システム的 ………………………………………………… 106
6.3 臨床工学技士教育のあり方 —基礎の重要性— ………………… 124

付　録 ……………………………………………………………………… 128
索　引 ……………………………………………………………………… 138

1

臨床工学技士を訪ねて

　看護師はなにをする人か，知らない人はいない。ところが，「臨床工学技士」となると，「臨床検査技師」の仲間かと思う人はまだいいほうであろう。それほど世間に知られていない職種である。確かに，「臨床工学技士」が国家資格となったのは，法律が国会を通過した日でいうと，1987年の5月である。看護師，臨床検査技師，診療放射線技師に比べれば新しい職種だから，知られていないのも無理はないかもしれない。

　そのうえ，病院に行っても，臨床工学技士が働いている場面にお目にかかる機会は少ない。看護師は一目瞭然だし，臨床検査技師には尿の検査でお世話になるし，診療放射線技師はX線写真を撮るときに言葉を交わす。しかし，臨床工学技士はどこにいるのかわからない。じつは，あなたの意識がないときや朦朧としているときに，臨床工学技士が活躍しているのである。手術をしているとき，**集中治療室（ICU）**で人工呼吸を施されているとき，そのときに懸命に働いている臨床工学技士の姿は，麻酔がかかっている，あるいは鎮静剤を打たれているあなたには，残念ながらわからない。病院の中であなたの出入りできる場所は限られている。職員以外立入禁止の場所が多くあり，臨床工学技士はそこでも働いているが，あなたはそれを目にすることはできない。

集中治療室（ICU）
　ICUはintensive care unitの頭文字で，集中治療室という意味である。これらの頭文字が日本語よりも多く使われるといってもよい。集中治療室は内科系・外科系を問わず，呼吸・代謝・循環，そのほかの重い急性の患者を収容し，強力かつ集中的に治療看護を行う部門である。ICUとよく似た部門がCCU（coronary care unit, 冠状動脈疾患治療室）である。冠状動脈疾患治療室も目的は集中治療室と同じだが，心臓に血液を供給している動脈に問題が起きて，心臓が十分に働かなくなった患者が対象となる。

そこで，普通は見ることのできない臨床工学技士の職場に，あなたをご案内しよう。

1.1 手　術　室

手術室で弁置換手術が始まった。今日の患者さんは**僧帽弁**と**大動脈弁**（図1.1）を人工弁で置き換えるのだが，すでに三尖弁の置換を行っているので，再手術である。

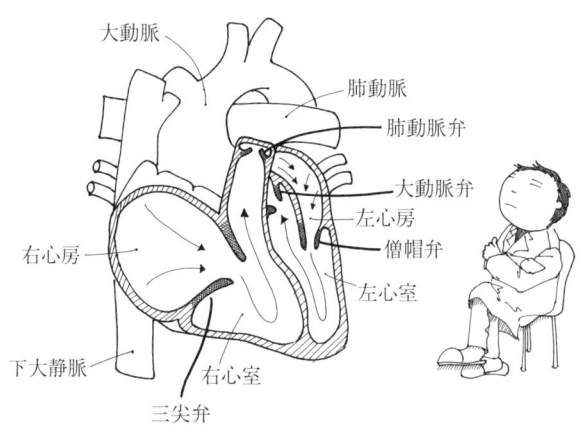

図1.1　心臓模式図

執刀医が胸部の皮膚を切開している。この間に，臨床工学技士が**人工心肺装置**（図1.2）を運転する準備をする。正式な名称は人工心肺装置であるが，省略して人工心肺ということが多いので，この後は人工心肺という言葉を使うことにする。

もちろん1人で人工心肺を運転するわけではない。臨床工学技士3人がかりである。この他に手術室内には，麻酔科医，看護師など何人もの人が働いている。シリコンチューブで血液を流す回路をつくり，人工心肺に接続し，**プライミング**を始める。

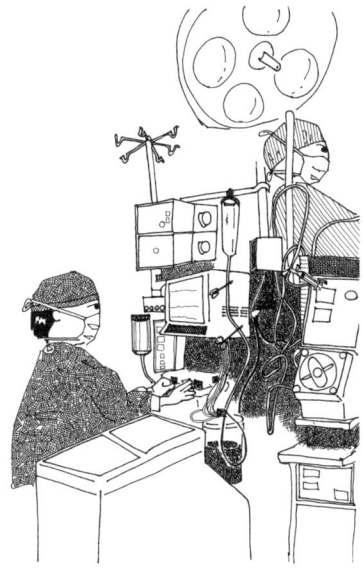

図 1.2 人工心肺装置

　ポンプを少しずつ回しながら，血液を回路の各部分に送り込む。こういう操作をすれば，血液に空気が入るのは避けられない。そのままにしておいて気泡が血管に入り込んだら，血管が詰まって空気塞栓(そくせん)になる。人工心肺にはエアトラップと称して，気泡を自動的に取り除く装置が付いているが，目に見える気泡はあらかじめ，できるだけ取り除いておかなければならない。人手で気泡を取り除く一番簡単で効果的な方法は，気泡が見える部分を外からコンコンと叩いてやることである。

　体内から脱血した血液の量を計測するために，**リザーバ**の側面にセンサを取り付けた。人工心肺の運転データを取り込んでおくためのノート型パソコンも接続した。人工心肺の準備はほとんど整った。モニタのディスプレイは，脈拍も血圧も正常であることを示している。後は，**カニューレ**（脱血カニューレ）（図 1.3）を大動脈に挿管して人工心肺を接続すれば，運転が始まる。

　今日は再手術なので，胸を開けるのに時間がかかっている。前回の手術で胸骨を閉じたワイヤを切らなければならない。執刀医がワイヤカッタを振るって

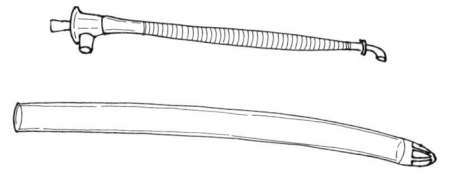

図1.3　カニューレ

いる姿を見ると，手術室にいるのではなくて，工場にでもいるような気分にさせられる。ワイヤは組織の中に埋まっているので，すぐにパチパチと切れるわけではない。切れるように組織をかき分ける。切ってから，ぐいっと引っ張って組織の中からワイヤを取り出す。ワイヤは5本もある。ワイヤを除いた後は，組織が癒着(ゆちゃく)しているので，出血しないように組織をていねいに分けていって大動脈を露出させなければならない。人工心肺を運転するまでに，もう少し待つ必要がありそうだ。

　心臓の動きを止め，人工心肺の運転を始めるときは，少し緊張する。運転が始まってしまえば，一安心で，不測の事態が起きさえしなければ，患者さんの様子やモニタの示すデータを見ながら，ときどきポンプの回転数を調節したり，**血液ガス**を測定したり，**ヘパリン**を追加したりすればよい。運転終了時には，また一仕事がある。

　通常はなにごともなく手術が終了するのだが，不測の事態が起きることもまったくないわけではない。2001年3月には某大学付属病院で人工心肺に関する事故が起きた。新聞報道によると，フィルタに水滴が付いて目詰まりを起こし，血液が循環しにくくなったときに，医師が**脱血**する血液量を増やそうとして陰圧脱血用のポンプの回転数を上げ過ぎたために圧力異常が生じ，人工心肺が止まった。担当医らは対処方法がわからず，パニック状態に陥った。駆け付けた臨床工学技士が圧力の異常に気づき，装置の栓を抜いて圧力を元に戻したが，人工心肺の停止は15～20分間に及んだ。

　この事故は多くの教訓を含んでいるが，臨床工学技士に関することに限って

考えよう。第一に，人工心肺の操作は医師が片手間に行えるようなことではない。もちろん人工心肺の操作を熟知している医師もいるが，残念なことに，今日の医師の多くは操作に必要な知識と経験を欠いている。だから，むやみにポンプの回転数を上げ，異常事態になるとパニックに陥って，適切な処置がとれないのである。人工心肺の専門家である臨床工学技士が，どうしても必要なことがわかる。

　医療機器は日進月歩であって，新しい機種が相次いで登場する。いろいろな機種の動作原理は全体としてみれば同じであっても，各部分では異なる場合がある。人工心肺でいえば，脱血してガス交換を行い，送血するという基本動作原理に変わりはないが，脱血法には落差脱血法，ポンプ脱血法，陰圧脱血・陰圧補助脱血法の3種類があり，これらは脱血の原理が異なる。先の事故では，初めは落差脱血法を用いていたが，途中で陰圧脱血法に切り換えたといわれている。これらの方法の脱血原理を十分理解していれば，ポンプの回転数を上げる前にチェックすべきことがあると気づいたであろうし，人工心肺停止時に適切な処置がとれたであろうと思われる。したがって，第二の教訓は，医療機器の操作には工学的知識が必要であり，しかも詰込み的な断片的知識ではなくて，原理の理解が重要であるということである。

　第三に，臨床工学技士の仕事で最も重要な点は安全管理である。事故が発生しないように医療機器の点検を行うことから始まって，機器使用中の操作を誤らず，万一事故が発生した場合には，迅速かつ適切な処置を行って，被害を最小限に食い止めることに至るまで，安全を保証するために，臨床工学技士が臨床の現場にいるのである。先の事故では，不幸にして患者が死亡したので，被害は最大になってしまった。

　第四に，臨床工学技士は単なるエンジニアではなく，人命に密接にかかわっており，重い責任を負っている。人の命の尊さを感じることが不十分な人は，臨床工学技士に向いていない。

僧帽弁，大動脈弁，三尖弁

　毎日休むことなく私たちの命を維持するために動き続けている心臓。心臓は胸の中に，左右の肺にはさまれて，中央よりやや左に位置し，重さは200～300グラムであり，手で握りこぶしを作ったぐらいの大きさで円錐形に近い形をしている。心臓の内部は，通常四つの部屋に分かれ，それぞれ右心房，右心室，左心房，左心室と呼ばれ，弁や血管を介して連結されている。心臓は毎分約70回程度拡がったり縮んだりしていて，血液を全身に送るポンプの役割をしている。心臓の部屋の右心房と右心室の間にあるのが三尖弁であり，左心房と左心室の間にあるのが僧帽弁である。また，左心室は大動脈へと血液を送るが，この間にある弁は大動脈弁と呼ばれている。このような弁は血液の逆流を防ぐために重要である。なお，右心室は肺動脈へと血液を送り，この間の弁は肺動脈弁と呼ばれている。

人工心肺

　もし，心臓が悪くなって手術が必要な場合，いったいどうやって手術を行うのであろうか。心臓を切ってしまったら，血が大量に出るのではなかろうか。こんな疑問はだれもが一度は抱いたことかも知れない。そんな疑問を解決してくれるのが人工心肺である。この装置は心臓の仕事と肺の仕事を代わりにやってくれる機械で，体内から血液を体外へ導きだし，血液に酸素を加え，二酸化炭素を取り除き，血液を再び体内に戻す。この装置を使えば心臓を完全に止めてしまうことも可能で，心臓の手術も出血を気にすることなく，正確に行えるようになる。基本的には，体内から血液を体外へ誘導（脱血）する管，肺の機能を代わりに行う人工肺，心臓の機能を代わりに行う血液ポンプ，体外から血液を体内へ誘導（送血）する管からなる。

　人工心肺によってどのように心臓が止められるのか。このことは多くの人にとって興味がわくことではなかろうか。人工心肺をスタートさせた後，しばらくの間は人工心肺と心臓の両方で血液は全身に送られる状態となる。このとき同時に，血液の温度が人工心肺によって下げられる。こうすると冷たい血液が全身に回ることになり，体温が下がることになる。要するに，全身を冷やすことで冬眠に近い状態にして，身体の働きを最小限に抑えるのである。いってみれば，冷蔵庫に食べ物を入れておくと長もちするのと同じ原理である。体温が下がってきたら，少しずつ心臓に流れる血流を少なくしていき，最終的には人工心肺のみで血液を送る状態となる。その後，心臓への血流は完全に遮断され，心臓自身に栄養を送っている冠動脈という血管に，心筋保護液と呼ばれる心臓の筋肉を守る液体

を注入して心臓は止められる。

プライミング

　手術直前，なにも準備なしに，人工心肺を「使うぞ」と思ってすぐに使えるわけではない。いろいろな準備が必要で，その一つがプライミングである。プライミングとは，人工心肺を患者に接続するにあたって，血液が流れる回路内を輸血用の血液やプライミング用の液体で満たして，回路内の空気を除去する操作のことである。

　はじめに回路を，細菌が入り込まないように注意深く慎重に組み立てる。組み立て終わったら，回路内を洗浄する。一般的に5％ブドウ糖液を回路内に充填し，液を循環させて洗浄した後，洗浄液を廃棄して，プライミングを行う。

リザーバ

　リザーバは貯血槽とも呼ばれ，人工心肺を使用するとき，体内から体外へ導き出した血液を一時貯えておくものである。リザーバに貯まった血液は，血液ポンプによって送血され，人工肺によって酸素と二酸化炭素の交換が行われた後，再度体内に戻ることになる。人工心肺使用時に流れる血液量は一定でなく，また不測の出血などにより体内から導き出す血液量が急激に減少することがある。このような事態に安全かつ簡便に対処できるように，リザーバが用いられている。

カニューレ

　カニューレとは体の中の気体や液体を出し入れしたり，薬を入れたりするために，体にさしこむ管のことである。人工心肺では，人工心肺と患者の動脈あるいは静脈との連結を行うものである。静脈から血液を人工心肺へ導く「脱血カニューレ」と人工心肺から動脈へ血液を送る「送血カニューレ」とがある。要するに，注射の針のような働きをするものと考えれば間違いない。ただ，注射針に比べて何十倍も大きいという違いがある。送血・脱血カニューレの大きさは，人工心肺を安全に使用することと密接な関係があり，患者の大きさ，病気の種類，手術の方法によって慎重に決められる。

血液ガス

　血液は体中に酸素を運び，二酸化炭素や不要物を回収している。われわれが吸っている空気は気体だが，体を回っている血液は液体である。どうなっているの？　と思う人がいるかもしれないが，気体は液体に物理的に溶け，さらに赤血

球中のヘモグロビン（他で説明）が酸素や二酸化炭素と化学結合するので，液体の中に気体が入り込んでもおかしくはないのである。血液中に入り込んだ酸素や二酸化炭素などのことを血液ガスという。血液ガスは血液がどのくらい酸素や二酸化炭素を含んでいるかという指標であり，正常に酸素と二酸化炭素が交換されているかどうかを判断する重要な材料となるため，人工心肺使用時には随時測定される。

ヘパリン

血液は，異物に触れたり血管が破壊されたりすると，凝固する。凝固の過程でトロンビンという物質が生じるが，トロンビンの作用を抑制して血液を凝固させない働きをするのが，ヘパリンという物質である。人工心肺では血液がカニューレや血液ポンプなどの中を流れるが，これらはすべて血液にとって異物なので，ヘパリンを加えなければ，たちまち凝固が起こる。

脱 血

脱血とは，体内から体外へ血液を導き出すことである。人工心肺の脱血方法には，落差脱血，ポンプ脱血，陰圧脱血・陰圧補助脱血の3種類がある。落差脱血はサイフォンの原理を利用したもので，患者を装置より一段高いところで手術することで，その落差を利用して脱血を行う。ポンプ脱血は機械的なポンプを用いて，静脈から血液を吸引することによって脱血を行う。陰圧脱血・陰圧補助脱血は血液回路および貯血槽を陰圧に保つことによって，脱血を行う。陰圧を発生させるためにポンプを用いることがある。ポンプを用いる点ではポンプ脱血と似ているが，ポンプが静脈に接続されていないことが相違点である。

1.2 高気圧酸素治療室

突発性難聴という病気がある。原因として特に思い当たる節がないのに，突然耳の聞こえが悪くなる。原因がはっきりしないだけに治療もむずかしいが，効果のある治療法の一つが，高気圧酸素治療である。

高気圧酸素治療の目的は，血液中に大量の酸素を送り込むことである。空気で1気圧以上に加圧された環境を作り，その中で患者に呼吸をさせる。空気を加圧する場合と，純酸素を加圧する場合がある。1気圧のままで純酸素を吸入

させても血液中の**ヘモグロビン**と結合する酸素の量には限界があるが，高気圧にすると，血液に溶解する酸素によって，その限界を超えることができる。

　高気圧酸素治療を行うには，加圧するための特別な小部屋を必要とする。小部屋がどんなものかというと，深海に潜る潜水艇を細長くしたものを想像すれば，当たらずといえども遠からずである（図1.4）。

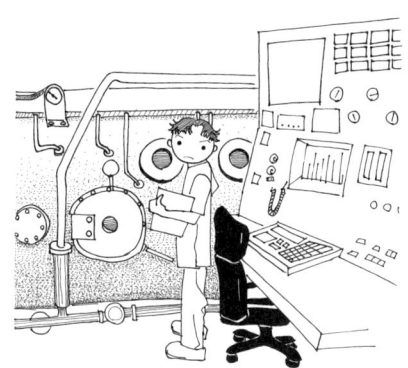

図1.4　高気圧酸素治療装置

　患者がこの小部屋に入り，入口を密閉してから，加圧を開始する。やりたいことは単純で，この小部屋の中の気圧を必要な気圧にまで上昇させればよいのだが，それに伴って，いろいろなことが生じる。

　まず，いきなり圧を上げることは，機械的に無理なのでできない。3～6分かけて，2～3気圧に上昇させる。治療を終了するときは，もっとゆっくり減圧しなければならない。バルブを全開にして空気を抜けば，急激に減圧することはできるが，そうすると，血液中に泡が生じて，いわゆる潜函病(せんかんびょう)になってしまう。このように，室内の気圧を徐々に上下しなければならないのである。圧が変化すれば，気体の性質として，湿度も温度もそれに伴って変わるから，適当な湿度や温度を保つための制御が必要になる。

　そればかりではない。密閉された室内に人間が入って呼吸をすれば，その中の酸素が減り，二酸化炭素が溜まる。そこで，室内外間の換気を行う装置を働かせなければならない。室内には酸素が大量にあるので，なにかの原因で万一

火災が起きれば，大惨事になる．実際に人が死んだ事故が，過去には発生している．

このように，高気圧酸素治療を行うには，医学的な知識はもちろん，さまざまな機器を操作し，治療装置を安全に運転する技術が不可欠となる．この技術を備えているのが，臨床工学技士である．

一言付け加えると，高気圧酸素治療が最も効果を上げるのは一酸化炭素中毒であり，そのほか，低酸素血症が関係する疾患や**嫌気性菌**の感染症の治療にも用いられる．

ヘモグロビン

　血液は赤いが，その原因がヘモグロビンである．ヘモグロビンは，赤血球に含まれる，鉄を含んだ赤い色のタンパク質である．ヘモグロビンに含まれる鉄によって酸素は酸化還元反応を行い，ヘモグロビンと結合したり解離したりすることで全身に酸素が運ばれる．ヘモグロビンは，外気から取り込んだ酸素を効率よく全身に送るためには必要不可欠なものである．ちなみに，エビやカニなどの血液では，銅を含むタンパク質のヘモシアニンが酸素を運び，これは青く見える．

嫌気性菌

　嫌気性菌とは空気が嫌いな菌，ことに酸素が大の苦手であるような菌のことである．小さいころに痛い思いをして破傷風の予防注射をしたであろう．この破傷風の原因となる破傷風菌や食中毒でおなじみのボツリヌス菌などは，嫌気性菌の仲間である．このような菌は酸素が苦手なので，酸素が多く入った部屋で治療を行えば，よりよい効果が得られるということになる．

1.3　血液透析室

腎臓は血液中の不要物を尿の形で体外へ排出する働きをする．**腎不全**などでこの働きが失われたときに，代行する装置が血液透析装置である（図1.5）．半透膜という，小さい分子は通すが，大きい分子は通さない膜の両側に，血液と透析液を流す．血液中には**尿素**や**クレアチニン**があるが，透析液中にはな

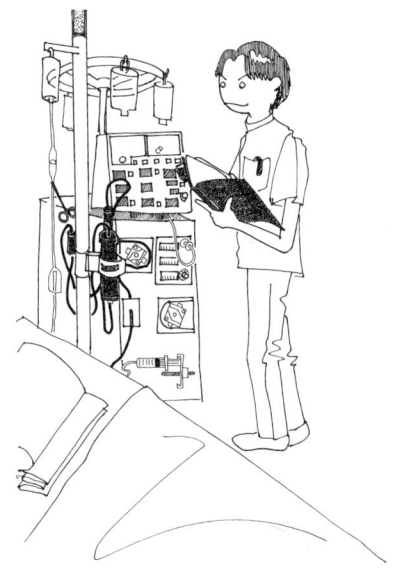

図1.5　血液透析装置

い。そうすると，半透膜を通して，これらの物質が血液から透析液中に移動する。赤血球や白血球は半透膜を通過しないので，血液中に残る。これが，ごく大ざっぱな血液透析の原理である。

　血液透析装置の全体を見てみよう。透析原液は，原液タンクから供給装置に流れ，そこで適当な濃度に薄められ，加温されてベッドサイドモニタに送られる。ベッドサイドモニタには，透析液の濃度や流量を測定したり，血液回路内の圧力を測定したりする計測器が入っている。透析液はそこからダイアライザ（透析器）に送られる。ダイアライザには血液も送られてきており，半透膜を介して血液中の不要物質が透析液に移動してくる。透析液はベッドサイドモニタに戻され，廃棄される。

　血液は血液ポンプでドリップチャンバへ送られ，ヘパリンを加えられた後，ダイアライザに送られる。ダイアライザ通過後，不要物を除かれた血液は，再びドリップチャンバを経て体内に戻る。

　血液透析装置を運転するのに，臨床工学技士はまず，透析液供給装置の運転

から始める．細かいことまで書くときりがないので，運転の主要な点だけ記すと，透析液が適当な濃度と組成になっていることを確認したら，ダイアライザを組立て，洗浄し，点検し，血液を流す準備をする．**バスキュラーアクセス**に針を刺し，ダイアライザの血液回路に接続する．血液ポンプを回してダイアライザに血液を流し始め，徐々に流量を増し，200 ml/分にする．

　透析中には血圧や脈拍を測定し，機械が正常に働いているかどうかを確認する．場合によっては，血液が凝固するのに要する時間を測定して，ヘパリンによって出血が生じていないかどうか，使用しているヘパリンの量が適当かどうかを調べる．

　透析が特に問題なく行われれば，予定していた時間が経過すると，透析を終了する．終了時には，開始時のように，いろいろな作業をしなければならないが，これについては省略する．

　血液透析を行うには多くの専門的知識と技術が必要であることが，ここまで読むと，理解できると思う．透析の原理を理解し，透析に関連する各種の機器の動作に通じていなければならないのは，いうまでもない．さらに透析中の患者に起こるかもしれないことについても，知っていなければならない．透析中には血圧が下がることもあり，上がることもある．発熱することもある．患者になにか異常が発生したときに，それが起こる可能性があることをあらかじめ知っていれば，発見が早い．また，あわてないで適切に対処できる．このような知識と技術をもっているのが，臨床工学技士なのである．

　一言付け加えると，血液透析中の患者の異常を治療するのは，医師である．しかし，血液透析担当者が，患者と機械の状態を見ているのだから，担当者が医師に提供する情報は，治療のためにきわめて重要である．

　血液透析に関連して，血液浄化という言葉を説明しておこう．血液浄化とは，血液透析を含む広い言葉である．歴史的には血液透析が最初に登場し，現在でも最も広く行われているが，最近では血液濾過（ろか）や血漿（けっしょう）交換などの多くの方法が，血液から不要物や毒物を除くために用いられるようになった．そこで，これらを総称して血液浄化という言葉が使われる．

腎不全

　腎臓は私たちの背中の両脇に一つずつある。形はソラマメに似ている。腎臓は尿を作って，身体の中の不要物や余分な水を体の外に捨てるほかに，血圧を制御したり，血液を作るときに必要な物質を出したりしている。しかも，24時間休むことなく働き続けているのである。この腎臓の働きが悪くなった状態が腎不全と呼ばれ，腎不全になると体の中に不要物がたまって死んでしまう。

尿素，クレアチニン

　ハンバーガーを食べる。すき焼きを食べる。なにを食べるにしても食欲を満たすということは非常に満足するものであり，それがおいしければなおさらである。しかし，食べるだけ食べた後，食べた物はいったいどうなるのであろうか。食べ物の中にはおもに，糖質，タンパク質，脂肪のいわゆる3大栄養素と呼ばれるものが含まれている。このうち糖質と脂肪はエネルギーなどとして使われる。タンパク質はその構成単位であるアミノ酸に分解される。アミノ酸はさらに生体内あるいは腸内細菌の種々の酵素により分解されるが，このときアンモニアが生じる。このアンモニアが尿中に排泄されやすいように，肝臓で合成される物質が尿素である。

　アミノ酸の一つであるアルギニンなどの代謝産物として生じるクレアチンから筋肉内で生成されるのが，クレアチニンである。この物質のほとんどが腎糸球体という腎臓の血液を濾過する部分から排泄され，しかも再度吸収されることもない。このような特徴があるため，血液中のクレアチニン濃度は腎臓の機能を知るうえですぐれた指標である。

バスキュラーアクセス

　人工透析を行うときなどに用いる，体からの血液の出入り口のことである。いくつかの方法があるが，一例を挙げると，皮膚に近い動脈と静脈を縫い合わせる（内シャントを作る）と，縫い合わせた部分より下流の静脈が拡張する。この部分に針を刺すと，多くの血液を流すことができる。シャントに人工血管を用いることもある。

1.4　集中治療室（ICU）

　重症の患者は，特に手厚い治療や看護が必要になるので，特別な治療室が用意されている。これが集中治療室（intensive care unit，略してICU）である。例えば，心臓を開けなければならない手術（開心術）や癌の手術の後の患者がICUに入る。これらの患者には，人工呼吸器がどうしても必要になる（図1.6）。患者は手術された後，麻酔が覚めるまで意識がないので，自分では呼吸できないからである。

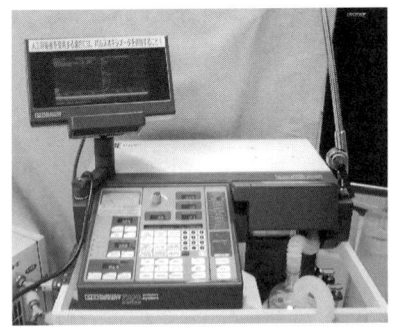

図1.6　人工呼吸器

　人工呼吸器で生命を維持するには，患者が呼吸する空気の量（詳しくいうと，空気に酸素を加えることや，酸素だけ使うこともある）を適正に設定しなければならない。少なすぎれば酸素が不足するし，あまりに多すぎれば肺が傷む。ところが，一つのスイッチをポンと押せば，空気の量を決めることができるかというと，そうではない。1回に呼吸する空気の量（一回換気量）と1分間に呼吸する回数（呼吸数）という二つの量を決めなければならないのである。1分間に呼吸する空気の量（分時換気量）を決めるのに，一回換気量と呼吸数との組合せは無限にある。最もよい組合せは病気の種類や患者の状態によって決まり，それを選ぶのは医師の責任であるが，実際に人工呼吸器を操作して，一回換気量と呼吸数を設定するのは，臨床工学技士の仕事である。

最近の人工呼吸器はマイクロプロセッサによって制御されていて，操作しなければならないスイッチやつまみがいっぱいあり，動作原理を理解していないと，正しく操作することがむずかしい。そのうえ，一回換気量と呼吸数との組合せだけでなく，病気によって人工呼吸の種類も変わるので，病気と人工呼吸との関係も知っておかなければならない。人工呼吸が正常に行われなかったり，人工呼吸器が故障したりすれば，ただちに患者さんの命にかかわる。警報が鳴ったら，なにが原因で警報が鳴っているかを調べて，すばやく正しい処置をしなければならない。このように，人工呼吸器を取り扱うにはどうしても専門家が必要であり，臨床工学技士はその専門家なのである。

人工呼吸を行わなければならないのは，ICUに入っている患者さんだけではない。人工呼吸を始める基準があるが，そのような状態を引き起こす原因は，肺や呼吸筋の疾患にとどまらず，多岐にわたる。したがって，患者さんが入院している病棟でも人工呼吸器が用いられる。全身麻酔をかけて手術するときには患者さんに意識がないから，人工呼吸は欠かせない。臨床工学技士が活躍する場所は広いのである。

1.5 臨床工学部門

かかりつけのお医者さんへ行くと，お医者さんは「大きく息をして」といいながら聴診器を当てて体内の音を聞く。手で胸や背をトントンと叩くこともあり，風邪気味といえば，必ず口を開けさせて，舌を金属製のへらのようなもので押さえ，喉を診る。大げさな機器はあまり使わないことが多い。このような昔ながらの診療は，医師が患者に接して情報を得るという点で，さらに人間的な触合いという点で，いまでも基本であり，重要である。

一方で，大きい病院へ行けば大きい医療機器がいっぱいある。現在の医療は，機器なしには成り立たない。機器に頼りすぎだという声もあり，反省すべき点もないわけではないが，機器がどうしても必要な場合は確かに多いのである。例えば，人工心肺がなくてはできない心臓手術がある。

そのほかにどういう医療機器が使われるかといえば，**心電図モニタ**，非観血的血圧モニタ，除細動器，電気メス，輸液ポンプ，超音波ネブライザ，電気吸引器，電子体温計，保育器…。名前だけ読んでもなんのことやらわからない物もあると思うが，とにかくその種類の多いこと多いこと。心電図モニタも1種類だけならまだよいが，いくつも違う機器がある。さらにメーカーがいくつかあり，一つのメーカーが何機種も製造しているのである。

また，病院のあちこちで同じ医療機器を使うことがある。例えば，心電図モニタは，ICUやCCUでも使うし，内科の病棟でも使う（**図1.7**）。それぞれの場所で必要なだけの台数をもとうとすると，病院全体では膨大な数になってしまう。これだけ種類が多いうえに，台数が多くては，経済的な負担が無視できない。ところが，医療機器はいつも同じ台数が必要なわけではない。1人の患者に2，3日使ったら，その後は使わなくてよい場合も多くある。だから，病院全体で医療機器を管理して，今日はICU，明日は病棟と，うまく使い回せば，少ない台数で済ませることができる。そうするには，医療機器をまとめてもっていて，必要に応じて貸し出す部門が必要になる。

このように集中的に管理すれば，他にもよいことがある。いつも最高の状態

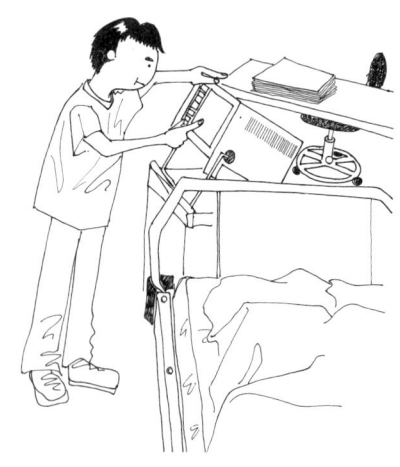

図1.7　心電図モニタリング

で機器を使うには，定期的に検査して，必要ならば調整する必要がある。集中管理をすれば，貸し出した機器が帰って来るから，保守のためにいちいち出かけなくてもよい。すでに述べたように，病院で使われる医療機器は多種類かつ多機種であるから，保守点検を行うには，それら全般にわたる知識のある人がいなければならない。

　医療機器は機器である限り，故障することがあるから，修理しなければならない。メーカーに頼めば修理してくれるが，メーカーが病院の隣にあるわけではないから，修理を頼んでから担当者がやって来るまで待たなければならない。修理担当者が他の所に出かけていて不在のこともあるだろう。修理にはどうしても時間がかかり，故障が直るまで医療機器は使えない。ところが，故障の多くは，メーカーに頼まなくとも，知識のある人が見れば直せるのである（図1.8）。病院内にそういう人がいれば，すぐ修理ができて，医療機器を使うことができない時間を短くすることができる。

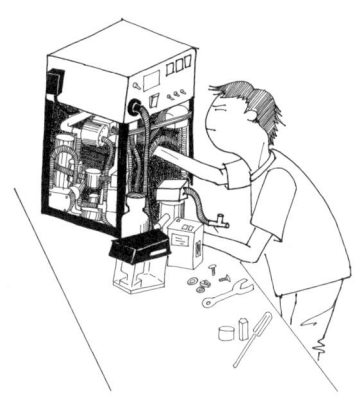

図1.8　医療機器の修理

　臨床工学技士は，こういう専門的知識をもち，医療機器の故障修理や保守点検を行うことができる人々である。そして，医療機器の集中的な管理をする部門を臨床工学部門やMEセンターなどと呼ぶ。MEというのは medical engineering（医用工学）の頭文字であり，これについては後で説明する。北里大

学病院 ME センターを例にとって，その実際の働きを説明しよう。

このセンターでは，部長（医師）1人，係長1人，主任7人，技士10人，臨時職員（パートタイム）1人の合計20人（人数は変わることもある）が働いており，そのほとんどが臨床工学技士である。ME センターは，ME 機器管理部門，人工呼吸器部門，臨床技術提供部門，高気圧酸素治療部門に分かれているが，医療機器の故障修理や保守点検を行うのは ME 機器管理部門である。

中央手術部などから，「**電磁血流計**を明日の9時から12時まで使いたいのでよろしく」と，ME センターへ電話がかかってくる。ME センターでは，コンピュータの端末に必要なデータを打ち込んで，明日空いている電磁血流計を探す。ディスプレイをにらんで空きの表示を見つけたら，貸出し伝票をプリントアウトする。医療機器の保管場所から，伝票に記されている番号のついた電磁血流計を ME センターにもってきて，伝票をつけておく。時間になると，看護補佐さん（北里大学病院にはこういう職種がある）が電磁血流計をとりに来て，使い終わると ME センターへ返しに来る。たまには，予定時間のとおりに返ってこない機械もあるので，コンピュータで調べて，催促をする。

返却された電磁血流計は，ME センターで正常に働くかどうかを確認して，故障があれば修理する。故障のだいたい6～8割は，ME センターで修理できる（図1.8）。ME センターで手に負えなければ，メーカーに修理を依頼する。正常に動作していれば，消毒滅菌を行い，清掃する。定期点検の時期が来ていれば，あらかじめ決められた方法で，決められた部分を点検し，調整すべきところがあれば調整した後に保管場所へ戻す。

医療機器は，正しく操作しないと役に立たない。すべての医療機器を臨床工学技士が操作するわけではないので，医師など医療機器を扱う人に，使い方をよく覚えてもらうことが必要である。そのために講習会を開いて説明する。これも ME センターの仕事である。このような教育啓蒙活動には，講習会のほかに，院内情報誌に記事を載せる，読めばすぐわかるように取扱いを説明するマニュアル（手引き書）を作る，ビデオを作るというような仕事がある。

心電図モニタ

　心臓は電気を発生している。この電気を測定したものを心電図という。心電図は，心臓が正常に働いているかどうかを知る最もよいてがかりである。手術中やベッドサイドなど，いろいろな場面で心電図を監視（モニタ）するが，そのための測定器を心電図モニタという。

電磁血流計

　磁界の中で導体が動くと起電力を生じるという電磁誘導の法則を用いて，血液の流速を測定する機器である。血液は電気が流れる導体なので，血液が流れると，導体が動いたのと同じことになる。血管を露出して電極を取り付ける必要があるので，おもに手術中に用いられる。

2 臨床工学技士とは

　臨床工学技士がどんなことをする人か，1章でおおまかに説明した。もう少し詳しいことを知るには，臨床工学という学問について考えなければならないので，本章では臨床工学の親学問ともいえる医用生体工学から始める。臨床工学の発展の仕方は世界各国それぞれ事情が異なるが，日本の臨床工学の歴史を追って，臨床工学技士という国家資格ができるまでの経過を見る。この歴史の中に，現在の臨床工学技士制度の背景がうかがえる。臨床工学技士制度は「臨床工学技士法」という法律に基づいているので，この法律に基づいて臨床工学技士の「定義」や「業務」を説明する。

2.1　学問的背景　—医用生体工学—

2.1.1　医学と工学の重なり

　相当古くから，医療には工学的手法が用いられていた。マイクロホンがまだなかったころすでに，体内の音を集めて聞く手段として，聴診器が使われていた。聴診器はよくできた器具であり，使いやすくて，いろいろな目的に使えるという点では，マイクロホンより優れているとさえいえる。身体内部を見ることができるようになったのは，X線撮影装置のおかげである。X線の技術は進歩を続け，計算機を利用して体の断面を描き出すことが可能になった（**X線 CT**）。

　このように，工学と医学のかかわりは古い歴史をもっているが，特に最近は，電子工学や情報工学を中心として，いろいろな工学技術が医療になだれこんで来た。日本では，心電計や**脳波計**の開発が一つの契機となって，工学と医

学との密接な協力が必要であり，しかもよい結果を産むことが理解されるようになった．こうして，工学と医学との境界に医用生体工学という学問領域が誕生した．

X線CT

X線コンピュータ断層撮影装置（X-ray computed tomography）の略称である．この装置は，多くの角度から体にX線を照射し，それが体を通過した時の減衰量を計測する．さらに，そのデータをコンピュータで処理して二次元の断面の画像を得る．

脳波計

脳は微弱な電気を発生している．それを記録したのが脳波であり，記録するための装置が脳波計である．脳波は50 μV（μVは百万分の1 V）くらいのきわめて小さい信号なので，記録するには信号を拡大しなければならない．これを増幅という．信号が小さいということはまた，外部からの雑音，特に一般に使われている商用交流（100 V，50/60 Hz）の影響を受けやすいので，それを防ぐためにシールドルームという特別な部屋の中で脳波を測定するのが普通である．寝ると特有な波形の脳波が現れる．脳波は脳死の判定にも用いられる．

2.1.2 エム・イー？

日本エム・イー学会の前身である日本ME学会は1962年に設立された．カタカナのエム・イーではなんのことやらわからないが，これはもともとローマ字のMEだったのが，1990年に社団法人にするときに，法人名にアルファベットはいけないというので，カタカナになったのである．ローマ字のMEもよくわかるとはいえないが，学会設立時に，学会名をどうするか，なかなか決まらなかったためにとった苦肉の策のようである．医用電子工学（medical electronics）か医用工学（medical engineering）かというのが，当時の議論の中心だったので，頭文字を取ってMEとして，読む人の解釈に委ねようということになった．日本エム・イー学会は2005年4月1日に，「日本生体医工学会」と名称を変更した．

22   2．臨床工学技士とは

　この領域は現在では，医工学，医用工学，生体工学，医療工学などいろいろな呼び方をされる。厳密にいえば，これらの呼び方は異なった意味をもっているが，共通する部分も多くあり，臨床工学（clinical engineering）はその中で最も臨床に近い領域であると考えられる。

　工学と医学の協力は，電子，情報，制御，計測，機械，材料，化学などの工学のいろいろな分野と，医学全般（つまり生理学をはじめとする基礎医学および内科や外科などの臨床各科）とのほとんどあらゆる組合せで，ほぼ同じ時期から世界的に盛んになってきた。1958年には国際ME学会（International Federation for Medical Electronics，現在の名称はInternational Federation for Medical and Biological Engineering）が設立されている。

2.1.3　イギリスの例

　外国で工学と医学の協力がどのように始まったか，具体的な例を一つ挙げよう。英国のスコットランドの中心都市グラスゴー（Glasgow）に，ストラスクライド大学（University of Strathclyde）という新しい大学がある。1960年に同大学の前身，ロイヤルテクニカルカレッジ（Royal Technical College）で実験応力解析を専門とするReader（英国独特の名称だが，日本でいえば教授に匹敵する）だったケネディ（Kennedi）氏が，クリスマス講演をするように依頼された。この講演は少年少女のための啓蒙講演である。

　講演をできるだけおもしろくしようとして，ケネディ氏は頭蓋骨に**ひずみゲージ**を貼り，頭蓋骨を叩いて振動波形を**オシロスコープ**で見せることにした（**図2.1**）。講演者の意に反して，本来の聞き手である子供たちはあまりおもしろがらなかったが，たまたまその講演を聴きに来ていた薬学のトッド（Todd）教授は，大いに感じ入った。彼の友人である形成外科医が，傷のくっつき具合を知る機械的な方法を探していたからである。そこで，ギブソン（Gibson）医師をケネディ氏に紹介し，二人は共同研究を始めることになった。

　この共同研究は，二人のうまがあったこともあって，長続きして成果を生み，2年後には医学研究評議会（日本の文部科学省のような公的な研究助成団

2.1 学問的背景 —医用生体工学—

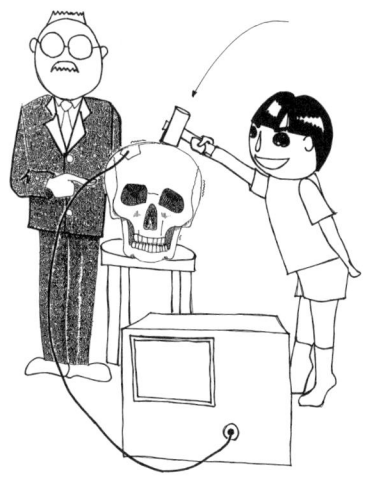

図 2.1　ケネディ教授のクリスマス講演

体）に 8 000 ポンドの研究補助金を申請した．ちょうどそのころ医学研究評議会は，工学が医学に貢献できるか否かを知ろうとして，適当な研究グループを探していたので，十分に調査をした後に，申請額をはるかに超えた金額を，長期間援助することを決定した．このとき医学研究評議会が付けた条件は，医学研究評議会が補助して 4 年間研究を行い，よい結果が得られたならば，大学がそれ以後，研究グループについて責任をもつ，ということであった．大学はこの条件を承諾し，Bioengineering Unit という新しい研究施設が誕生した．

ひずみゲージ
　物体に力を加えた時に生じるわずかな変形をひずみといい，ひずみを電気信号に変換するものをひずみゲージ（ストレインゲージ）という．金属線を引き延ばすと電気抵抗が増すことを利用している．

オシロスコープ
　電圧や電流の変化する様子をブラウン管上に表示する装置．電圧や電流はそのままでは目に見えないので，オシロスコープはいろいろな工夫をして，横軸が時間で縦軸が電圧や電流であるグラフを描き出している．電気に関する実験や測定をするときには，欠かせない装置である．

2.1.4 安全と保守管理

工学と医学の協力によって研究成果が上がれば，当然つぎの段階は，その成果を臨床現場で用いることになる。古くは心電計から新しくは**磁気共鳴画像装置（MRI）**まで，多くの機器が臨床に用いられるようになった。そうなると，安全という問題が生じてくる。

機械は故障するから，保守管理をきちんと行わなければならない。また，正しく取り扱わなければ危険であることはいうまでもない。工場で使われている普通の機械は，その機械について十分な知識をもった人が取り扱う（少なくともそうしなければならないということは，みなが認識している）。家庭で使われている機械は，あまり大きいエネルギーを使っておらず，常識的に取り扱えば危険はほとんどない。ところが臨床で使われる機器はどうかといえば，臨床工学技士登場以前には，その機器について十分な知識をもっている人が操作していなかった。また，人に直接触れているために，エネルギーは大きくなくても危険は大きい。

実際に，1970年後半から1980年前半には，人工心臓弁の破損による17人の死亡事故が生じた。スウェーデンでは看護師が血液透析装置を誤って操作したために，患者3名が死亡するという事故が起きた。これは氷山の一角であって，事故が起きる寸前までいったことや，公に知られていないことはもっと多くあるはずである。

磁気共鳴画像装置（MRI）

変化する磁界を加えると，ある条件のもとでは原子核が共鳴する（核磁気共鳴，magnetic resonance）。磁界を除くと，原子核は元の状態に戻るが，そのときに高周波磁気信号が放出される。この信号の変化する速さが体内の組織の影響を受けるので，速さを測定してCTの原理を応用すると，組織の画像を求めることができる。これがMRI（magnetic resonance imaging）の原理である。X線CTより装置の価格が高いが，X線CTでは得られない情報も得られるので，臨床で広く使われている。

2.2 日本の臨床工学

2.2.1 実力検定試験

このような医療機器の安全の問題を解決するために,日本でもいろいろな動きがあった。1979年(昭和54年)には,日本ME学会が「第2種ME技術実力検定試験」を始めた(前に述べたように,日本ME学会の名称は時代とともに変わったが,当時の正式名称を用いることにする)。「医療の中で,医用生体工学技術を高度に応用した機器・システムに依存する分野が急速に増えつつある」ので,「機器・システムの安全管理を中心とした医用生体工学に関する知識をもち,…それを実際に医療に応用しうる資質」(ME技術実力検定制度設立趣意書)を検定することを目的として,この試験制度が発足したのである。

このときには,医療の現場で医療機器に関与する人は相当の数に達していたが,それらの人々は,特定の資格をもってはいなかった。望ましいのは,臨床検査技師や診療放射線技師のように国家が資格を定めて,十分な知識と資質をもつと公に認められた人々が医療機器を取り扱うことであったが,国家資格を定めるのは容易なことではない。そこで国家とまではいかなくとも,ある程度公的な団体である学会が実力を検定して,検定試験を通った人々には十分な知識があることを,第三者にはっきり示そうとした。また,検定試験の問題のレベルによって,必要最小限の知識がどのくらいのものか,関係者に理解してもらおうとしたと思われる。

2.2.2 合同委員会

1980年度(昭和55年度)から,日本ME学会に「クリニカルエンジニアリング基本問題研究委員会」が発足し,日本医科器械学会でも1981年度(昭和56年度)に「クリニカルエンジニアリング調査委員会」が発足したので,これ以後両学会は密接に協力することになり,両委員会を合同した委員会を設

け，それに属する作業グループによって実際の活動を進めた．合同委員会は，医療補助職として「臨床工学技師（仮称）」という資格を設けることを提案し，技師養成のための教育カリキュラムを検討するなど，多くの成果を挙げた．また1983年（昭和58年）には，透析療法合同専門委員会と協力を始め，その後そのほかの関連する学会とも共同して，厚生大臣，日本医師会などに要望書を提出して，「臨床工学技師（仮称）」の国家資格化のために，大いに努力した．

透析療法合同専門委員会は，日本腎臓学会，日本泌尿器科学会，日本人工臓器学会，日本移植学会，人工透析研究会という4学会1研究会によって構成され，「透析技術認定士制度」を1980年（昭和55年）3月から発足させていた．

日本ME学会が「第2種ME技術実力検定試験」を始めたときには，「医療の中で，医用生体工学技術を高度に応用した機器・システムに直接・間接に関与する人々」，あるいは分野を表す日本語は，まだ定着していなかった．日本ME学会と日本医科器械学会が委員会をつくったときも，英語をそのままかたかなに直した「クリニカルエンジニアリング」が用いられていたが，これら委員会の合同作業グループが「臨床工学技師」という言葉を使い，以後，この分野を臨床工学と呼ぶことが，広く受け入れられるようになった．

2.2.3 国家資格

学問的な基盤は整い，学会の努力は長く続けられたが，ただちに国家資格の制定には至らず，いわば足踏み状態が続いていた．ところが，1986年（昭和61年）末に事態は急転し，当時の厚生大臣斉藤十朗氏の強い要望と厚生省健康政策局の努力があって，「臨床工学技"士"」の国家資格化に関する法案が検討されるようになった．学会の合同作業グループは「臨床工学技"師"」という言葉を作ったが，国家資格では"師"から"士"へ文字が変わったのである．

1987年（昭和62年）2月に，厚生省健康政策局が「新たな医療関係職種の資格制度の在り方に関する検討会」を設けたときには，言語療法士，医療ソーシャルワーカー，臨床工学技士，義肢装具士，補聴器装具士という五つの医療

補助職を対象として，資格制度のあり方と法制化の必要性について諮問したのであるが，国家資格を制定する法案が国会に提出されて，1987年（昭和62年）5月27日に成立したのは，臨床工学技士と義肢装具士の二つの職種のみであった。これらが成功したのは，関係者の意見が一致しており，職種の内容について検討が進んでいたためである。臨床工学技士に関しては，日本ME学会と日本医科器械学会との合同委員会および透析療法合同専門委員会の果した役割がきわめて大きかったといえるであろう。

このような経過で臨床工学技士は誕生した。臨床工学技士に相当するものの国家資格化は世界初であり，じつに貴重なことである。国家資格化によって優秀な人材の確保に道が開かれた。しかし，現在の臨床工学技士は「生命維持管理装置」を扱うことしか許されておらず，医療機器のすべては扱えないので，その意味では完全な資格とはまだいいがたい。まず現状をもう少し詳しく知るために，臨床工学技士法に基づいて臨床工学技士の業務をかいつまんで説明しよう。

2.3 臨床工学技士法の概要

2.3.1 定　　義

この法律で「臨床工学技士」とは，生命維持管理装置の操作および保守点検を行うことを業とする者をいう。法律の条文の言葉を使って，最も重要なことだけ取り出し，その他を省略して臨床工学技士を定義するとこのようになるが，これでも読者にはよく理解できないだろうと思う。まず，生命維持管理装置とはなにか。これは法律で決められていて，生命維持管理装置とは，人の呼吸，循環または代謝の機能の一部を代替し，または補助することが目的の装置をいう。これでもまだ漠然としているが，法律はこういうものだから仕方がない。細かいことまで条文に書いてしまうと，技術の進歩で新しい機器が使われるようになったとき，いちいち法律を改正しなければならなくなって，それには時間がかかるから，進歩に追い付けない。そこでできるだけ抽象的な言葉を使って，具体的なことはほかの方法で決めている。

現在，生命維持管理装置に該当する機器は法律などでは定められていないが，厚生労働省が定めた「臨床工学技士業務指針」に例示されている。そのおもなものは，人工呼吸器，人工心肺装置，補助循環装置，血液浄化装置，**体外式ペースメーカ**（広く使われている**植込み型ペースメーカ**はまだ含まれていないが，近いうちに含まれると予想される），除細動器など人の生命を救うために必要な機器，およびこれを運転するのに必要な各種モニタ（心電図・血圧モニタ，血液ガスモニタなど）と周辺装置（輸液ポンプ，加温冷却装置など）である。

医療機器は，1章でも述べたように，いわゆる生命維持管理装置として認められているもの以外にもたくさんある。安全確保や保守管理の面から見れば，臨床工学技士という資格によって，すべての医療機器の操作や保守点検を行えることが望ましいが，さまざまな理由でそうはなっていない。例えば，心電計の操作は臨床検査技師の領分である（ICUやCCUに入っていて，人工呼吸器が使われている患者さんの心電図モニタを臨床工学技士は操作できるが，普通の検査室で心電図を測定することはできない）。MRI（磁気共鳴画像装置）も大型の医療機器であるが，診療放射線技師と臨床検査技師の領分である。

X線CTは放射線を用いるので，診療放射線技師が扱わなければならない。それはわかるとしても，MRIはその後にできた類似の画像診断装置であるというわけで，X線CTと同じように，診療放射線技師の領分にされてしまったのは，残念な気がする。このように，ほかの医療職との関係も考えなければならないのである。

体外式ペースメーカと植込み型ペースメーカ

心臓は一定のリズムで収縮しているが，そのリズムが乱れてしまう病気になったときに，人工的に電気刺激を与えて，正常なリズムで心臓を収縮させる装置がペースメーカである。厳密にいうと，これは人工的心臓ペースメーカといわなければならないが，特別な場合を除いて「人工的」は省略している。「心臓」を省略することもしばしばある。人工的でない体内のペースメーカは，洞結節と呼ばれる心臓の一部であり，これが正常な収縮リズムを作り出している。

装置が体の外にあれば体外式ペースメーカであり，体の中に植え込まれていれば植込み型ペースメーカである。体外式は手術の後などに一時的に用いられ，植

込み型は長期にわたって用いられる。

2.3.2 業　　　　務

臨床工学技士法は第37条で,「臨床工学技士は, … 診療の補助として生命維持管理装置の操作を行うことを業とする …」と定めている。ところが, 臨床工学技士の定義は第2条に述べられていて, そこでは「操作」の後に「保守点検」という言葉が入っている。法律とはややこしいもので, この違いには意味がある。

第37条のいっていることは, 生命維持管理装置の操作は臨床工学技士でなければやってはいけない, ということである。ただし, 医師, 保健師, 助産師, 看護師, 准看護師はやってもいい。極端ないい方をすれば, 医師, 看護師などは医療に関してはほとんどのことをしてもいいことになっている。しかし, 法的に許されているから実際に行っているかというと, そうではない。医師や看護師の主要な業務の合間に, 生命維持管理装置の十分な知識と経験を得て操作することは, 現状ではむずかしい。

その理由は二つあって, まず生命維持管理装置が複雑になり, 種類も増えたからである。つぎに, 医師や看護師には他にやるべきことがたくさんあるから, 生命維持管理装置については専門家に任せたほうが効率的で安全である。だからこそ, 臨床工学技士という国家資格が制定されたのである。また生命維持管理装置を操作する看護師は, 臨床工学技士の資格を得ていることもある。話が脇にそれたが, 生命維持管理装置は臨床工学技士でなければ操作してはいけないということを, 法的には「業務独占」という。

第2条の定義で「保守点検」と書いてあるのは, 臨床工学技士の業務は生命維持管理装置の保守点検を含むと, 法律で認めるということである。第37条に保守点検が書かれていないのは, 保守点検を臨床工学技士だけが行うと限定はしないということである。つまり, 保守点検はだれがやってもよい。ただし,「保守点検を業とする」と名乗ることは許されない。名乗ることができる

のは，臨床工学技士だけである。これを「名称独占」という。こういうことは臨床工学技士の本質とはあまり関係のない話だが，知識として頭に入れておくと現状がわかるので，ここで触れておいた。

生命維持管理装置は患者につながっているから，その操作を行うには，患者の体のどこかに，間接的にせよ触れなければならない。どこまで触れていいかということは，政令に述べられている。

人工呼吸器では，医師が患者に接続した**気管カニューレ**や**気管チューブ**に，臨床工学技士は人工呼吸器の**蛇管**などを接続することができる。しかし，気管カニューレを気管内に挿入することや気管切開を行ってはいけない。**酸素マスク**や**鼻カニューレ**は患者に付けることができる。血液浄化装置では，バスキュラーアクセスに針を刺したり，カテーテルに回路チューブの接続用部分を接続したりすることができる。

生命維持管理装置に付随するモニタを使用する場合，電極を患者の皮膚に付けることができる。

臨床工学技士が行う操作には，医師の指示が必要である。これは，臨床工学技士法第38条で定められているが，具体的な業務が説明されているのは，「臨床工学技士基本業務指針2010」である。従来は厚生労働省が「臨床工学技士業務指針」を示してきたが，2010年に新しい指針を臨床工学合同委員会が定め，古い指針は廃止された。新しい指針によれば，臨床工学技士の主な業務は「呼吸治療」「人工心肺」「血液浄化」「手術領域」「集中治療」「心・血管カテーテル治療」「高気圧酸素治療」「その他の治療業務（除細動器，ペースメーカ，植込み型除細動器）」「医療機器管理」である。

臨床工学技士の業務は拡大しつつある。二つの例を挙げるが，一つは喀痰の吸引が業務に加えられたことであり（2010年4月厚生労働省医政局長通達），もう一つは植込み型ペースメーカが業務対象装置に加えられたことである（臨床工学技士基本業務指針2010）。

臨床工学技士は医師や看護師とともに，医療について責任を負うことも求められている。臨床工学技士法第39条は，「臨床工学技士は，その業務を行うに

当たっては，医師その他の医療関係者との緊密な連携を図り，適正な医療の確保に努めなければならない」と述べている。医師とそのほかの医療関係者が協力して医療を行う，つまり医療は医師だけが行うのではないということは，「チーム医療」と呼ばれる考え方で，すでに広く受け入れられている。しかし，法律に明記されたのは，臨床工学技士法が初めてであり，画期的というべきであろう。

臨床工学技士は生命維持管理装置のプロであり，生命維持管理装置の操作，保守点検に関しては，医師や看護師などのだれよりも詳しい正確な知識をもち，また，その知識を実際に使えなければならない。例えば，生命維持管理装置に異常が生じた場合は，臨床工学技士はただちにそれを発見して，医師や看護師などの医療チームのほかのメンバーに知らせなければならない。それが臨床工学技士の仕事である。また，医療チームのメンバーに，生命維持管理装置について十分理解させることも，臨床工学技士の仕事である。「緊密な連携を図り」とは，こういうことを意味している。

法律に責任が明記されたので，生命維持管理装置で医療事故が起きた場合，臨床工学技士も法的責任を問われる可能性がある。第39条は臨床工学技士が医師とともに責任を分担する根拠になり得る。これまでは，医療事故が起こらないように注意する義務と責任の大半は医師にあったが，これからは臨床工学技士も生命維持管理装置については責任を負うと考えておいたほうがよい。責任を問われるのはたいへんなことであるが，責任のないところに権限はないのであって，臨床工学技士の重要性が認められているととらえるべきである。

気管カニューレと気管チューブ

人工心肺に用いる脱血カニューレや送血カニューレは1章で説明したが，人工呼吸に用いるカニューレが気管カニューレである。気管切開をしたときに，気道（空気の出入り口）を確保するために用いられる。気管を切開せずに口から気管内に入れるのが，気管チューブである。カフと呼ばれる風船状のものがついていることが多く，カフをふくらませて気管とチューブとのすき間をなくす。

蛇　管

　人工呼吸器と気管カニューレや気管チューブをつないでいる管のことである。これを通って患者が吸入する空気や酸素が送られる。患者が呼出する呼気はバルブを経て別の蛇管を通る。プラスチック製が多く，曲がりやすいように蛇腹になっているので，蛇管という名前が付いたと思われる。

酸素マスクや鼻カニューレ

　患者に酸素を与えるために鼻と口を覆うプラスチックのカバーが，酸素マスクである。飛行機に乗るといつも，これの使用法について説明してくれる。
　鼻カニューレも同じ目的で使用される管であり，鼻の中に挿入される。

ネブライザ

　薬剤を吸気とともに吸入させるために，超音波やジェット流で薬剤を霧状にする装置。

3

臨床工学技士になるには

　すでに述べたように，臨床工学技士になるには国家資格を得なければならない。その資格を得るには，国家試験に合格しなければならない。試験を受けるには受験資格が必要になる。臨床工学技士になりたい，あるいはなろうかなと考えている人のために，また，試験がどのくらいむずかしいのだろうと興味のある人のために，どうしたら受験資格が得られるか，試験に出題される科目はなにかなど，国家試験に関することを少し説明しよう。

　本章の内容は法律や規則に基づいているので，根拠を明らかにするために，臨床工学技士法を巻末に付録として掲載した。細部については，臨床工学技士法施行規則や臨床工学技士学校養成所指定規則などを読む必要があるが，本書では省略した。

3.1 受験資格

臨床工学技士法で国家試験の受験資格が定められているが，それによると，いくつかの方法で受験資格を得ることができる。臨床工学技士を志す人の立場によってその方法を分けると，三つあるといえる。

3.1.1 高校卒業者

　高校を卒業した人たちは，「学校・養成所」に入学して勉強し，卒業すればよい（臨床工学技士法第14条第1号，臨床工学技士学校養成所指定規則第1条）。臨床工学技士学校養成所指定規則で「学校・養成所」の意味が定義され，学校・養成所に指定される条件が定められているが，具体的にいうと，「臨床

工学科」(名前はこれに限らない)がある専門学校，短大または大学である。このような学校・養成所は 2005 年 10 月現在，31 校ある (**表 3.1**)[†]。今後さらに増えることは確実である。

　3 年以上の在学が必要とされているので，学校・養成所は 3 年制の専門学校や短大でも，4 年制の大学でもよいのである。しかし，臨床工学技士を養成するのに 3 年間の教育で十分なのかということは，よく検討する必要があろう。医学部で医学教育を行うのでさえ 6 年をかけている。それを考えると，工学と医学を修得しなければならない臨床工学技士の理想的教育には，最低でも 6 年は必要ともいえる。それはそれとして，現実は高校卒業後 3 年間の勉学で国家試験受験資格が得られる。種々の事情でできるだけ早く社会に出たい人にとって，これはありがたいことである。4 年を費やして大学を卒業した場合には，大学教育のメリット(おそらくそれは，一般教育による視野の拡大と卒業研究による問題解決能力の向上だろう)を享受できる。さらにいまの日本社会では，大学卒というレッテルがまだ役に立つことがあるかもしれない。

　入学してからなにを学ぶのだろうか。修得しなければならない科目と時間数は，2004 年 3 月末まで，臨床工学技士学校養成所指定規則の別表第 1 (**表 3.2**) に示されたものであった。「であった」というのは，2004 年 3 月末に指定規則が改正されて，いわゆる「大綱化」が行われたからである。大綱化については後で述べるが，大綱化によって科目と時間数が変わる部分がある。しかし，本質的には表 3.2 とそれほど大きく変わることはないと考えられるから，ここでは改正前の規則に基づいて説明する。

　科目の教科内容のほとんどは「臨床工学技士養成所の指導要領について」の別表 1 (**表 3.3**) に明示されているので，それを見ると，なにを学習するかが具体的にわかる。ただし，ここに記載されていることすべてを学習しなければならないのではなく，これは「標準的なもの」であるが，学校・養成所の教育カリキ

[†] 最新の情報は医療機器センターおよび臨床工学技士養成施設協議会のホームページ (http://www.jaame.or.jp/rinsyo/rinsyo.html, http://www.jaefcet.org/school.shtml) を参照 (表 3.5, 表 3.7, 表 3.9 についても同様)。なお，これら URL は予告なく変更される場合がある。

表3.1 臨床工学技士学校・養成所（3・4年コース）

学校名・住所	電話番号
札幌医療科学専門学校 〒064-0804 札幌市中央区南4条西11丁目1290-2	011-521-8882
北海道ハイテクノロジー専門学校 〒061-1396 恵庭市恵み野北2-12-1	0123-36-6990
東北文化学園専門学校 〒981-8553 仙台市青葉区国見6-45-16	022-233-8163
国際メディカルテクノロジー専門学校 〒963-8811 福島県郡山市方八町2-4-19	024-956-0160
東洋パラメディカル学院 〒329-1321 栃木県塩谷郡氏家町大字馬場410	028-681-1301
太田医療技術専門学校 〒373-0812 群馬県太田市東長岡町1373	0276-25-2414
東京電子専門学校 〒170-8418 東京都豊島区東池袋3-6-1	03-3982-3131
日本工学院専門学校 〒144-8655 東京都大田区西蒲田5-23-22	0120-123-351
読売東京理工専門学校 〒108-0014 東京都港区芝5-26-16	0120-064-490
池見東京医療専門学校 〒140-0011 東京都品川区東大井4-12-10	03-3740-8429
東京医薬専門学校 〒134-8530 東京都江戸川区東葛飾6-5-12	03-3688-6161
北里大学医療衛生学部（4年） 〒228-8555 相模原市北里1-15-1	042-778-9700
ふれあい横浜専門学校 〒221-0835 横浜市神奈川区鶴屋町3-32	045-314-3032
国際メディカル専門学校 〒950-0914 新潟市紫竹山6-4-12	025-255-1511
静岡医療科学専門学校（4年） 〒434-0041 浜北市平口2000	053-585-1551
東海医療工学専門学校 〒470-0203 愛知県西加茂郡三好町三好丘旭3-1-3	0561-36-3303
中部大学技術医療専門学校 〒460-0012 名古屋市中区千代田5-14-22	052-251-8551
国際医学技術専門学校 〒451-0045 名古屋市西区名駅2-16-1	052-588-3111
鈴鹿医療科学大学医用工学部（4年） 〒510-0293 鈴鹿市岸岡町1001-1	0593-83-9591
日本メディカル福祉専門学校 〒533-0015 大阪市東淀川区大隅1-3-14	06-6329-6583
大阪ハイテクノロジー専門学校（昼間3年・夜間4年） 〒532-0003 大阪市淀川区宮原1-2-43	06-6392-8119
大阪医専（昼・夜間4年） 〒531-0076 大阪市北区大淀中1-10-3	06-6452-0110
神戸総合医療介護福祉専門学校 〒654-0142 神戸市須磨区友が丘7-1-21	078-795-8000
川崎医療短期大学 〒701-0194 倉敷市松島316	086-464-1033
専門学校国際医療福祉総合学院 〒730-0014 広島市中区上幟町8-18	082-223-1164
広島国際大学保健医療学部（4年） 〒724-0695 広島県賀茂郡黒瀬町学園台555-36	0823-70-4541
四国医療工学専門学校 〒780-0832 高知市九反田3-22	088-882-3000
福岡医科歯科技術専門学校 〒813-0041 福岡市東区水谷1-21-1	092-682-1525
熊本総合医療福祉学院 〒862-0930 熊本市小山町920-2	096-380-0033
大分臨床工学技士専門学校 〒870-8658 大分市千代町2-3-46	097-535-0201
日本文理大学医療専門学校 〒870-0397 大分市一木1727	097-524-2857

表3.2 学校・養成所に3年以上在学して修得すべき科目

科　目	講義	実習	合計	備　考
基礎科目				
人文科学2科目	60		60	
社会科学2科目	60		60	
自然科学2科目	60		60	
外国語	180		180	
保健体育	15	45	60	
専門基礎科目				
医　学				
公衆衛生学	15		15	
医学概論	15		15	
人の構造および機能	60		60	
病理学概論	45		45	
基礎医学実習		45	45	人の構造および機能と病理学概論に関する実習
臨床生理学	30		30	
臨床生化学	45		45	
臨床免疫学	30		30	
臨床薬理学	30		30	
看護学概論	30		30	
工　学				
応用数学	90		90	
医用工学概論	60		60	
システム工学	45		45	
情報処理工学	60		60	
システム・情報処理実習		45	45	システム工学と情報処理工学に関する実習
電気工学	75	45	120	
電子工学	75	45	120	
物性工学	45		45	
機械工学	45		45	
材料工学	45		45	
計測工学	60		60	
放射線工学概論	30		30	
専門科目				左の5科目の講義における医学領域と工学領域の時間配分は、おおむね二分の一ずつとすること
医用機器学概論	120		120	
生体機能代行装置学	180	90	270	
医用治療機器学	60	45	105	
生体計測装置学	60	45	105	
医用機器安全管理学	60	45	105	人工心肺装置実習45時間、血液透析実習45時間、集中治療室および手術室実習45時間を含むこと
臨床医学総論	240		240	
関係法規	15		15	
臨床実習		180	180	
小　計	2 220	450	2 670	
その他選択必修科目			330	
総　計			3 000	

備　考：学校教育法に基づく大学あるいは高等専門学校、旧大学令に基づく大学、臨床工学技士法施行規則第14条に定める学校、文教研修施設、養成所において既に履修した科目については、免除することができる（大学などを卒業あるいは中退した人が養成所に入学すると、この項目が該当する）。

　　　　選択必修科目は、専門基礎科目および専門科目のうちから選択して講義または実習を行う（実際には、この表に示されている専門基礎科目や専門科目の時間数を必修時間数より増やして、その増加分を選択必修科目に当てている場合が多い。この表にない科目を開講して、それが専門基礎科目あるいは専門科目に相当すると文部科学省が認定すれば、選択必修科目となる）。

表 3.3 授業科目とその教科内容

基礎科目
 外国語
  1 英 語：(1)日常英語，(2)医学関連用語を中心とすること
  2 その他の外国語
 保健体育
  1 保 健
  2 体 育：(1)体育理論，(2)体育実技
専門基礎医学科目
 公衆衛生学
  健康の保持，予防医学の重要性を認識させ，公衆衛生の分野について教授する。
  1 概 論：(1)公衆衛生の概要，(2)疾病予防と疫学調査法
  2 各 論：(1)人口動態，(2)保健，(3)生活環境，(4)公害，(5)食品衛生，(6)労働衛生，(7)衛生統計，(8)社会福祉と社会保障，(9)その他
 医学概論
  医学の発達，医療技術の発達，医療徒事者の倫理などについて教授する。
  1 医学の歴史的変遷
  2 医療機器の歴史的変遷
  3 医療従事者の倫理
  4 将来の展望
  5 その他
 人間の構造および機能
  人体の構造と機能を中心に基礎的内容について教授する。
  1 人体発生の概要
  2 細胞と組織 (1)細胞の特徴，(2)各組織の構造
  3 器官系統の解剖および生理的機能：(1)骨格，(2)筋，(3)呼吸器，(4)循環器(体液を含む)，(5)消化器(代謝，栄養を含む)，(6)泌尿器，(7)内分泌器，(8)生殖器，(9)神経，(10)感覚器，(11)神経系，(12)体温，防御機構，(13)その他
  4 その他
 病理学概論
  おもな疾病の病理学像および検査を教授する。
  1 総 論：(1)病理学の概論，(2)物質代謝障害，(3)循環障害，(4)退行性病変，(5)炎症，(6)新生物
  2 各 論：(1)病理組織検査および細胞検査，(2)各種疾患と病理像，(3)各種生化学的検査，(4)血清学的検査，(5)細菌学的検査，(6)生理学的検査
  3 その他
 基礎医学実習
  人の構造および機能，病理学概論について構造的，機能的，形態的に理解を深めることを目的として，実習を行う。
  1 解剖実習：(1)人体，人体模型による各部の観察，(2)正常組織の顕微鏡観察
  2 生理実習：(1)呼吸，(2)循環，(3)筋，(4)神経，(5)感覚
  3 病理学概論実習：(1)固定，(2)脱灰，(3)包埋，(4)薄切，(5)染色
 臨床生理学
  疾病と生理機能の関連および検査法などについて教授する。
  1 呼吸器系：(1)呼吸機能検査，(2)ガス代謝，(3)血液ガス，(4)酸塩基平衡，(5)その他
  2 循環器系：(1)心電図，(2)心音図，(3)脈波，(4)心臓カテーテル，(5)心エコー，(6)その他
  3 神経，筋関係：(1)脳波，(2)筋電図，(3)その他
  4 その他
 臨床生化学
  生体における代謝の基礎およびその疾病検査との関連について教授する。
  1 物質の代謝：(1)糖質，(2)たん白質，(3)脂質，(4)酵素，(5)電解質，(6)ホルモン，(7)生体色素，(8)その他
  2 疾病と機能検査 (1)肝胆道系，(2)腎，(3)内分泌，(4)消化器，(5)その他
  3 その他
 臨床免疫学
  免疫血清学および各種免疫の概要，輸血検査などについて教授する。

表 3.3 (つづき)

1	免疫血清学の概要：(1)抗原抗体反応の原理, (2)細胞免疫学の原理, (3)補体系
2	各種免疫：(1)感染免疫, (2)自己免疫, (3)免疫不全, (4)アレルギー, (5)移植免疫, (6)腫瘍免疫, (7)その他
3	輸血検査：(1)輸血と検査, (2)血液型の遺伝
4	その他

臨床薬理学
　臨床で使用される薬剤の作用機序，適応などを中心に教授する。
1　呼吸器系薬剤：(1)気管支拡張薬, (2)鎮咳薬, (3)その他
2　循環器系薬剤：(1)強心薬, (2)心機能亢進薬, (3)血管収縮薬, (4)血管拡張薬, (5)その他
3　利尿薬
4　脳神経系薬剤：(1)鎮静薬, (2)鎮痛薬, (3)麻酔, (4)その他
5　抗生物質
6　その他

看護学概論
　患者に接するにあたって要求される基本的態度，考え方などを教授する。
1　看護の本質と基礎
2　患者への態度
3　患者の心理
4　その他

専門基礎工学科目
　応用数学
　　臨床工学に必要な数学の基礎について教授する。
　1　総　論：(1)臨床工学と数学, (2)応用数学総論
　2　各　論：(1)代数学, (2)微分積分学, (3)微分方程式, (4)フーリエ級数とフーリエ変換, (5)確率統計学, (6)その他
　3　演　習
　医用工学概論
　　医用工学全体について体系的に教授する。
　1　総　論：(1)生体の構造と機能と特異性, (2)生体の物理・化学特性と特異性
　2　各　論：(1)生体システムの解析とシミュレーション, (2)生体計測の特徴と方法, (3)物理エネルギーによる治療, (4)人工臓器, (5)生体情報の処理, (6)病院管理および地域医療, (7)生体と環境, (8)医用工学と安全, (9)その他
　3　演　習　各論について適当時間演習を行うことが望ましい。
　システム工学
　　臨床工学に必要なシステム理論，信号理論，制御理論について教授する。
　1　総　論：(1)臨床工学とシステム工学, (2)システム工学総論
　2　各　論：(1)インパルス応答と伝達関数, (2)スペクトル, (3)雑音, (4)相関関数, (5)フィードバック制御, (6)その他
　3　演　習：各論について適当時間数演習を行うことが望ましい。
　情報処理工学
　　臨床工学に必要な情報処理工学の基礎について教授する。
　1　総　論：(1)臨床工学と情報処理工学, (2)情報処理工学総論
　2　各　論：(1)計算機の原理, (2)計算機のソフトウェア, (3)数値計算アルゴリズム, (4)ディジタル信号処理, (5)その他
　3　演　習
　システム・情報処理実習
　　実習を通して，システム工学および情報処理工学の理解を深めさせる。
　1　実習課題：(1)波形とスペクトル, (2)システム応答のシミュレーション, (3)フィードバック制御, (4)プログラミング, (5)その他
　電気工学
　　臨床工学に必要な電気工学の基礎について教授し，その理解を深めるために実習を行う。
　1　総　論：(1)臨床工学と電気工学, (2)電磁気学・電気回路論と電力装置
　2　各　論：(1)電荷と電界, (2)導体と電流, (3)電流と磁界, (4)電磁誘導, (5)電磁波, (6)直流回路, (7)過渡現象, (8)交流回路, (9)電力装置, (10)その他
　3　実　習

表 3.3 （つづき）

電子工学
　臨床工学に必要な電子工学の基礎について教授し，その理解を深めるために実習を行う．
　1　総　論：(1)臨床工学と電子工学，(2)電子回路と通信
　2　各　論：(1)増幅，(2)アナログ回路，(3)ディジタル回路と電子計算機，(4)通信，(5)光エレクトロニクス，(6)その他
　3　実　習

物性工学
　工学的な観点から生体の特性について教授する．
　1　総論：(1)臨床工学と生体物性，(2)生体の構造と特性
　2　各論：(1)生体における刺激と興奮，(2)電気特性，(3)電気安全，(4)生体の変形と流動，(5)振動および超音波特性，(6)生体における産熱と放熱，(7)熱特性，(8)生体における光の吸収と散乱，(9)光学特性，(10)生体における輸送現象，(11)生体システムの制御機能，(12)その他

機械工学
　臨床工学に必要な機械工学の基礎について教授する．
　1　総　論：(1)臨床工学と機械工学，(2)機械工学総論
　2　各　論：(1)機械力学，(2)生体の運動，(3)流体の法則，(4)生体における流れ，(5)振動と超音波，(6)熱力学と機械，(7)その他

材料工学
　生体の特性と人工材料について教授する．
　1　総　論：(1)材料工学と生体，(2)臨床工学と材料工学
　2　各　論：(1)人工材料の生体適合性，(2)金属材料，(3)高分子材料，(4)セラミックス，(5)その他

計測工学
　生体情報の性質とその計測方法について教授する．
　1　総　論：(1)測定誤差と測定値の処理，(2)生体情報の性質と計測，(3)測定法総論
　2　各　論：(1)生体電気磁気現象の計測，(2)生体振動の計測，(3)温度の計測，(4)生体の電気特性を利用した計測，(5)生体の光学特性を利用した計測，(6)生体と放射線の相互作用を利用した計測，(7)生体の超音波特性を利用した計測，(8)生体の熱特性を利用した計測，(9)生体物理量の計測，(10)生体化学量の計測，(11)生体情報の処理，(12)画像計測，(13)検体計測，(14)その他
　3　演　習

放射線工学概論
　臨床工学に必要な放射線工学の基礎について教授する．
　1　総　論：(1)臨床工学と放射線，(2)放射線と生体の相互作用，(3)放射線に対する安全管理
　2　各　論：(1)X線，γ線と生体，(2)β線と生体，(3)粒子線と生体，(4)放射性同位元素，(5)X線像とその計算機処理，(6)放射性同位元素の医学応用，(7)X線CTおよびECT，(8)放射線の治療への応用，(9)その他

専門科目

医用機器学概論
　医用機器の全体像を把握し，臨床医療における医用機器の役割について教授する．
　1　医用機器と関連技術：(1)医用工学とその臨床応用，(2)医用工学と臨床工学，(3)その他
　2　医用機器の人体への適用：(1)安全性と信頼性，(2)有効性と経済性，(3)使用環境と使用条件，(4)事故事例と安全対策
　3　生体計測・監視用機器の構成と原理：(1)循環器系，(2)呼吸器系，(3)神経・筋系，(4)即時検査，(5)医用画像機器，(6)その他
　4　治療用機器の構成と原理：(1)電磁的治療用機器，(2)熱的治療用機器，(3)光学的治療用機器，(4)機械的治療用機器，(5)手術用機器，(6)その他
　5　生体機能代行補助機器の構成と原理：(1)循環器系，(2)呼吸器系，(3)代謝系，(4)運動系，(5)人工臓器，(6)その他

生体機能代行装置学
　呼吸・循環・代謝に関わる生体機能代行装置の適切な操作と保守点検ができるよう，生体機能代行装置の基本的知識と技術について教授する．
　1　呼吸療法装置：(1)臨床的意義，(2)呼吸系の生理と病態，(3)種類・原理・構造，(4)医用ガスの物性と気体力学，(5)呼吸療法技術，(6)周辺医用機器の原理と取扱い，(7)患者管理，(8)事故事例と安全対策，(9)新しい機器・技術，(10)保守点検技術，(11)実習

表 3.3 （つづき）

2　体外循環装置：(1)臨床的意義，(2)循環系の生理と病態，(3)種類・原理・構造，(4)血液物性と流体力学，(5)人工肺の物理，(6)体外循環技術，(7)周辺医用機器の原理と取扱い，(8)患者管理，(9)事故事例と安全対策，(10)新しい機器・技術，(11)保守点検技術，(12)実習

3　血液浄化装置（人工透析装置を含む）：(1)臨床的意義，(2)代謝系の生理と病態，(3)種類・原理・構造，(4)流体力学と物質輸送論，(5)血液浄化の物理，(6)血液浄化技術，(7)周辺医用機器の原理と取扱い，(8)患者管理，(9)事故事例と安全対策，(10)新しい機器・技術，(11)保守点検技術，(12)実習

4　その他

医用治療機器学
医用治療機器の適切な操作と保守ができるよう，医療治療機器の基本事項を理解させる。

1　治療機器概論：(1)使用エネルギーの種類と特性，(2)安全性と信頼性，(3)使用環境と使用条件，(4)安全教育，(5)事故事例と安全対策

2　電気的治療機器の原理・構造・操作・保守：(1)人工ペースメーカ，(2)除細動器，(3)電磁波治療器，(4)温熱治療器，(5)その他

3　機械的治療機器の原理・構造・操作・保守：(1)心マッサージ器，(2)リハビリテーション機器，(3)その他

4　手術用機器の原理・構造・操作・保守：(1)電気メス，(2)レーザーメス，(3)超音波吸引器，(4)冷凍手術器，(5)結石破砕器，(6)その他

5　保守管理技術：(1)保守管理上の安全確保，(2)点検用測定器，(3)安全点検，(4)性能点検

6　実　習：2の(1)と(2)，5の技術に関する実習を行う。

生体計測装置学
生体計測装置の適切な操作と保守ができるよう，生体計測装置の基本事項について教授する。

1　生体計測の基礎：(1)計測機器の基本構成，(2)トランスデューサ，(3)増幅器，(4)ディスプレイとレコーダ，(5)測定誤差

2　循環器系計測器の構成と原理：(1)心電計・モニタとテレメータ技術，(2)血圧計(観血式，非観血式)，(3)心拍出量計，(4)血流計，(5)その他

3　呼吸器系計測器の構成と原理：(1)呼吸モニタ，(2)血液ガスモニタ，(3)質量分析器，(4)その他

4　神経・筋系計測器の構成と原理：(1)脳波計，(2)筋電計，(3)その他

5　医用画像機器の構成と原理：(1)超音波機器，(2)CT，(3)サーモグラフィ，(4)その他

6　即時検査機器の構成と原理

7　保守点検技術：(1)保守点検の安全確保，(2)点検用測定器，(3)安全点検，(4)性能点検

8　実　習

医用機器安全管理学
医用機器の臨床応用を高い安全性および信頼性をもって行えるよう，安全・管理に関する基礎事項について教授する。

1　臨床工学(CE)の概念

2　各種エネルギーの人体への危険性：(1)安全限界エネルギー，(2)電撃に対する人体反応，(3)事故事例と安全対策

3　安全基準：(1)機器の規格，(2)設備の規格

4　電気的安全性の測定：(1)漏れ電流，(2)接地線抵抗，(3)その他

5　安全管理技術：(1)導入技術評価と安全教育，(2)日常点検，(3)定期点検，(4)修理，(5)安全管理体制，(6)その他

6　システム安全

7　高圧医用ガス，可燃性医用ガスの安全

8　実　習：4，5，7に関する実習を行う。

臨床医学総論
臨床工学技士の業務に必要な臨床医学的知識について幅広く教授する。

1　内科学概論：内科学の歴史，内科学的アプローチの概要を教授する。
(1)内科学の歴史，(2)内科学の疾病へのアプローチ，(3)内科学的治療法の概要，(4)その他

2　外科学概論：外科学の歴史，外科学的アプローチの概要を教授する。
(1)外科学の歴史，(2)外科手術概論，(3)創傷治癒，(4)消毒，滅菌，(5)患者管理(術前，術中，術後)，(6)その他

表 3.3 （つづき）

- 3 呼吸器系：呼吸器系疾患の概要と治療を教授する。
  （1）感染症，（2）新生物，（3）喘息，（4）呼吸不全(新生児呼吸不全，慢性呼吸不全，成人急性呼吸不全症候群)，（5）肺の手術，（6）その他
- 4 循環器系：循環器系疾患の概要と治療を教授する。
  （1）血管病学（本態性高血圧，二次性高血圧，閉塞性疾患，大動脈瘤，その他），（2）心臓病学（先天性心疾患，弁膜症，虚血性疾患，不整脈，その他），（3）体外循環，（4）ペースメーカ，（5）その他
- 5 代謝系：臨床生化学をさらに発展させて，各代謝系疾患の概要と治療について教授する。
  （1）先天性代謝疾患，（2）後天性代謝疾患(糖尿病，通風，その他)，（3）その他
- 6 神経系：症候学を中心に，脳神経系障害の概要と治療について教授する。
  （1）外傷性脳神経障害，（2）薬物中毒性脳神経障害，（3）疾病と精神神経機能(集中治療室症候群，その他)，（4）脳死，（5）その他
- 7 感染症：病原微生物学の概要と病原微生物の特徴などについて教授する。
  （1）病原微生物学の概要（分類，微細構造と機能，遺伝子と微生物，変異と遺伝，耐性と感受性，化学療法剤，ワクチン，滅菌と消毒），（2）病原微生物の特徴（細菌，スピロヘータ，リケッチア，クラミジア，マイコプラズマ，真菌，ウイルス），（3）その他
- 8 腎臓泌尿器系：腎臓泌尿器疾患の概要と治療について教授する。
  （1）腎炎(腎盂腎炎，糸球体腎炎，急性腎炎，慢性腎炎)，（2）ネフローゼ，（3）腎・尿路結石，（4）腎泌尿生殖器外傷，（5）腎泌尿生殖器腫瘍，（6）腎不全(急性，慢性)，（7）透析，（8）腹膜灌流，（9）人工腎臓，腎移植，（10）その他
- 9 消化器系：消化器系疾患の概要と治療について教授する。
  （1）胃，（2）小腸，（3）大腸，（4）肝胆道，（5）膵臓，（6）食道，（7）その他
- 10 血液系：血液疾患の概要と治療について教授する。
  （1）赤血球，（2）白血球，（3）輸血，（4）その他
- 11 麻酔科学：麻酔科学の概要と特徴について教授する。
  （1）麻酔科学の歴史，（2）手術室での麻酔(全身麻酔，脊椎麻酔，硬膜外麻酔，局所麻酔，伝達麻酔，麻酔器，術中モニタ)，（3）ペインクリニック(各種ブロック，対象疾患)，（4）心肺脳蘇生，（5）集中治療での役割(呼吸管理，循環管理，術後管理)，（6）その他
- 12 集中治療学：集中治療の概要とその体制について教授する。
  （1）集中治療の体制と特徴(ICU, CCU, RCU, NICU)，（2）患者管理，（3）一般的な救急措置，（4）救急医療体制，（5）その他
- 13 手術部医学：治療の一環としての手術に対する手術部の在り方について教授する。
  （1）感染防止，（2）手術用機器，（3）麻酔関連機器，（4）モニタ機器，（5）その他
- 14 その他

関係法規
臨床工学技士として必要な法令について教授する。
- 1 医事法規概説
- 2 臨床工学技士法：（1）免許，（2）業務，（3）尊守事項
- 3 関連法規：（1）医師法，保健師助産師看護師法その他の医療関係職種資格制度，（2）医療法，（3）その他
- 4 医療過誤
- 5 その他

臨床実習
臨床工学技士の行う主な業務について見学を中心にして実際的な知識を身につけさせる。
- 1 人工心肺業務：45時間以上
- 2 血液透析業務：45時間以上
- 3 集中治療室および手術室業務：45時間以上
- 4 その他

ュラムはこれに沿って作られている。この教科内容を見ると，臨床工学技士になるためにじつに広い範囲の工学と医学を学ばなければならないことがわかる。

　高校卒業者が受験資格を得るには，学校・養成所を卒業する以外にもう一つ方法がある。といっても，この方法は実質的には学校・養成所を卒業するのと変わらない。それは，厚生労働大臣の指定する科目（指定科目）を大学で修めて卒業することである（臨床工学技士法第14条第4号）。この科目は学校・養成所で修める科目とほとんど同じであるが（**表3.4**），時間数の指定はないのが特徴である。規則でしばらずに，授業時間を柔軟に科目に配分し，それぞれの大学の個性を生かすことが本来の目的であったが，現実には学校・養成所に指定されている時間数の授業を行っている。そういうわけで，学校・養成所を卒業するのと変わらないのである。

表3.4 大学で修めると国家試験受験資格が得られる指定科目

公衆衛生学，医学概論，解剖学，生理学，病理学，生化学，薬理学，免疫学，看護学概論，応用数学，医用工学，電気工学，電子工学，物性工学，機械工学，材料工学，計測工学，医用機器学概論，生体機能代行装置学，医用治療機器学，生体計測装置学，医用機器安全管理学，臨床医学総論，関係法規，臨床実習

　もし違いがあるとすれば，臨床工学技士になろうとする意欲が，学校・養成所で学ぶ場合よりも強い必要があるということであろう。なぜかといえば，学校・養成所の指定を受けていない大学では，指定科目を修得しなくても卒業はできるからである。つまり，指定科目は必修ではなくて選択である。その学科の学生の全部が臨床工学技士を志しているわけではないので，指定科目を選択しない学生もいる。指定科目を選択した学生の科目数が，しない学生よりも多くなるのが普通だから，家に帰る友達を横目で見ながら講義を聞き，実習に励むことになる。それでも最後までがんばって指定科目を修めるには，かなり強い動機と意志が必要になるのではなかろうか。

　大学で指定科目を修めるという方法のメリットは，臨床工学技士に必要な知識以外にも幅広く学べることである。学校・養成所では必修科目以外の科目を選択する余地はほとんどない。大学で指定科目を修めるにはがんばりが必要だが，最後までがんばれば，がんばっただけのことはあるといえよう。2005年

10月現在で指定科目を履修することができる大学は，**表 3.5** に示すように 6 校である．

表 3.5 厚生労働大臣指定科目を修めて卒業できる大学

北海道工業大学工学部福祉生体工学科 〒006-8585 札幌市手稲区前田 7 条 15 丁目 4-1	011-681-2161
帝京平成大学現代ライフ学部情報サイエンス学科 〒290-0193 市原市潤井戸大字大谷 2289-23	0436-74-5096
東海大学開発工学部医用生体工学科 〒410-0395 沼津市西野 317	055-968-1111
大阪電気通信大学工学部医療福祉工学科 〒575-0063 四条畷市清滝 1130-70	072-824-1131
東亜大学医療工学部医療工学科 〒751-8503 下関市一の宮学園町 2-1	0832-56-1111
東和大学工学部医療電子工学科 〒815-8510 福岡市南区筑紫丘 1-1-1	092-541-1512

3.1.2 既卒者および中退者

つぎは，大学などを卒業あるいは中退した人がとる方法である．もちろん，高校卒と同じように学校・養成所に 1 年生から入学してもかまわないが，厚生労働大臣の指定する科目を修めていると，学校・養成所の専攻科に入学することによって，少し時間を節約できる．

具体的に「大学など」とはなにか，「厚生労働大臣の指定する科目」とはなにかというと，これがなかなかややこしい．2 通りあるが，まず過去に在学した期間が長い方から説明する．

① 学校教育法に基づく大学（短期大学を含む）
② 旧大学令に基づく大学
③ 防衛医科大学校
④ 職業能力開発大学校（短期大学を含む）
⑤ 看護師，診療放射線技師，臨床検査技師，理学療法士，作業療法士，視能訓練士，義肢装具士の学校養成所

これらのどれかに 2 年以上，または学校教育法に基づく高等専門学校に 5 年以上在学して

① 人文科学のうち2科目
② 社会科学のうち2科目
③ 自然科学のうち2科目
④ 外国語
⑤ 保健体育
⑥ 公衆衛生学，解剖学，生理学，病理学，生化学，免疫学，看護学概論，保健技術学，応用数学，医用工学概論，システム工学，情報処理工学，電気工学，電子工学，物性工学，機械工学，材料工学，計測工学，放射線工学概論，臨床医学概論および内科診断学のうち8科目

これらの科目を修得した場合，学校・養成所の専攻科に1年以上在学して，**表3.6**に示す科目を修得すれば，国家試験の受験資格が与えられる（臨床工学技士法第14条第2号，臨床工学技士法の施行について第4,1,(2)，臨床工学技士学校養成所指定規則別表第3)。このような専攻科は2005年10月現在9校ある(**表3.7**)

専攻科に1年以上在学して修得すべき科目(表3.6)と，学校・養成所に3年以上在学して修得すべき科目(表3.2)を比較すると，つぎのような違いがわかる。表3.6では基礎科目が省かれており，専門基礎科目の工学のうち応用数学，医用工学概論，システム工学，情報処理工学の時間数が少なくなり，放射線工学概論が含まれていない。これらの一部はすでに修得したものと考えられているからであろう。専門科目の時間数が同じであるのは，その重要性から見てうなずけるが，専門基礎科目の医学がまったく減らず工学だけが減っているのは，いささか不思議である。

それにしても時間数の総計は2115時間であって，3年以上在学する場合に要求されている3000時間のおよそ2/3である。まともにやれば，1年間で修得することはとうてい不可能である。多くの場合，表3.6の科目を修得するのに2年かかると予想されるが，1年間で済ませる可能性もなくはない。なぜかというと，専攻科入学以前に「大学など」で履修した科目は，もう一度学ぶことを免除されるからである。免除される科目名は表3.6の科目名とまったく同

表 3.6 専攻科に1年以上在学して修得すべき科目

科　目	時間数			備　考
	講　義	実　習	合　計	
専門基礎科目				
医　学				
公衆衛生学	15		15	
医学概論	15		15	
人の構造および機能	60		60	
病理学概論	45		45	
基礎医学実習		45	45	人の構造および機能と病理学概論に関する実習
臨床生理学	30		30	
臨床生化学	45		45	
臨床免疫学	30		30	
臨床薬理学	30		30	
看護学概論	30		30	
工　学				
応用数学	45	45	90	
医用工学概論	30	30	60	
システム工学	30	30	60	
情報処理工学	45	45	90	
システム・情報処理実習		45	45	システム工学と情報処理工学に関する実習
電気工学	75	45	120	
電子工学	75	45	120	
物性工学	45		45	
機械工学	45		45	
材料工学	45		45	
計測工学	60		60	
専門科目				
医用機器学概論	120		120	左の5科目の講義における医学領域と工学領域の時間配分は，おおむね二分の一ずつとすること
生体機能代行装置学	180	90	270	
医用治療機器学	60	45	105	
生体計測装置学	60	45	105	
医用機器安全管理学	60	45	105	
臨床医学総論	240		240	
関係法規	15		15	
臨床実習		180	180	人工心肺装置実習45時間，血液透析実習45時間，集中治療室および手術室実習45時間を含むこと
小　計	1 530	735	2 265	
総　計			2 265	

表3.7 臨床工学技士学校・養成所専攻科（1年コース）

日本工学院専門学校（昼間1年・夜間2年） 〒144-8655 大田区西蒲田5-23-22	0120-123-351
北里大学保健衛生専門学院 〒949-7241 新潟県南魚沼市黒土新田500	025-779-4511
帝京医学技術専門学校 〒151-0071 東京都渋谷区本町6-31-1	03-3377-7220
藤田保健衛生大学短期大学 〒470-1192 豊明市沓掛町田楽ケ窪1-98	0562-93-2561
京都保健衛生専門学校 〒602-8155 京都市上京区千本通竹屋町東入主税町910	075-801-2571
日本メディカル福祉専門学校（夜間2年） 〒533-0015 大阪市東淀川区大隅1-3-14	06-6329-6553
大阪ハイテクノロジー専門学校 〒532-0003 大阪市淀川区宮原1-2-43	06-6392-8119
神戸総合医療介護福祉専門学校 〒654-0142 神戸市須磨区友が丘7-1-21	078-795-8000
天理医学技術学校 〒632-0018 天理市別所町80-1	0743-63-2002

じである必要はない。科目の内容が同じであると判断されれば，免除される。

さてつぎに，過去の在学期間が短い場合であるが

① 学校教育法に基づく大学（短期大学を含む）

② 旧大学令に基づく大学

③ 高等学校の専攻科

④ 防衛大学校

⑤ 防衛医科大学校

⑥ 水産大学校

⑦ 海上保安大学校

⑧ 気象大学校

⑨ 職業能力開発大学校（短期大学を含む）

⑩ 看護師，診療放射線技師，臨床検査技師，理学療法士，作業療法士，視能訓練士，義肢装具士の学校養成所

これらのどれかに1年以上，または学校教育法に基づく高等専門学校に4年以上在学して

① 人文科学のうち2科目
② 社会科学のうち2科目
③ 自然科学のうち2科目
④ 外国語
⑤ 保健体育
⑥ 公衆衛生学,解剖学,生理学,病理学,生化学,免疫学,看護学概論,保健技術学,応用数学,医用工学概論,システム工学,情報処理工学,電気工学,電子工学,物性工学,機械工学,材料工学,計測工学,放射線工学概論,臨床医学概論および内科診断学のうち4科目

以上の科目を修得した場合,学校・養成所の専攻科に2年以上在学して,**表3.8**に示す科目を修得すれば,国家試験の受験資格が与えられる(臨床工学技士法第14条第3号,臨床工学技士法の施行について第4,1,(3),臨床工学技士学校養成所指定規則別表第4)。このような専攻科は,2005年10月現在1校ある(**表3.9**)。

過去の在学期間が長い場合と比べると,専攻科に入学する条件となる「大学など」の範囲が広がって,高等学校の専攻科,防衛大学校,水産大学校,海上保安大学校,気象大学校が加わっている。また,これらの「大学など」で修得しておかなければいけない科目数が4科目になり,半減している。

専攻科に2年以上在学して修得すべき科目(表3.8)を,学校・養成所に3年以上在学して修得すべき科目(表3.2)と比較すると,表3.8には基礎科目がないだけで,後はまったく表3.2と同じである。表3.8の時間数の総計は2 250時間であり,表3.8の科目を2年間で修得するのは不可能ではない。

このように,既卒者や中退者に対して近道があると,いくつかの効果が生じると思われる。臨床検査技師などの医療職の国家資格をすでにもっている人がさらに臨床工学技士の資格を取れば(いわゆるダブルライセンス),一人二役が可能になるから,雇う側にとっては人件費の節約になるし,就職する側にとっては就職先を選ぶときにほかの人より有利になる可能性がある。一人二役とまではいかなくても,なにかの理由で現在の医療職を離れて転身しようとする

表 3.8 専攻科に 2 年以上在学して修得すべき科目

科　目	時間数			備　考
	講　義	実　習	合　計	
専門基礎科目				
医　学				
公衆衛生学	15		15	
医学概論	15		15	
人の構造および機能	60		60	
病理学概論	45		45	
基礎医学実習		45	45	人の構造および機能と病理学概論に関する実習
臨床生理学	30		30	
臨床生化学	45		45	
臨床免疫学	30		30	
臨床薬理学	30		30	
看護学概論	30		30	
工　学				
応用数学	90		90	
医用工学概論	60		60	
システム工学	45		45	
情報処理工学	60		60	
システム・情報処理実習		45	45	システム工学と情報処理工学に関する実習
電気工学	75	45	120	
電子工学	75	45	120	
物性工学	45		45	
機械工学	45		45	
材料工学	45		45	
計測工学	60		60	
放射線工学概論	30		30	
専門科目				
医用機器学概論	120		120	左の 5 科目の講義における医学領域と工学領域の時間配分は，おおむね二分の一ずつとすること
生体機能代行装置学	180	90	270	
医用治療機器学	60	45	105	
生体計測装置学	60	45	105	
医用機器安全管理学	60	45	105	
臨床医学総論	240		240	
関係法規	15		15	
臨床実習		180	180	人工心肺装置実習 45 時間，血液透析実習 45 時間，集中治療室および手術室実習 45 時間を含むこと
小　計	1 845	405	2 250	
総　計			2 250	

表3.9 臨床工学技士学校・養成所専攻科（2年コース）
読売東京理工専門学校（夜間）
〒108-0014 東京都港区芝5-26-16　0120-064-490

　ときには，必要となる在学期間が短ければ転身が少し容易になる。最近では，人生の進路を決めるのに時間がかかる人が多くなって，学校を卒業してから同じ道をずっと進むのではなく，途中でまったく異なる分野へ移る人も少なくないから，そのような場合にも，在学期間が短いのは便利であろう。

　専攻科への入学の条件となる科目を大学などですべて修得することができなかったということも，まれではない。そういう場合にはどうするのか。足りない科目を大学などの科目履修生になって修得するのである。ただし，そうすると少なくとも1年は時間が余計にかかるから，専攻科でなく学校・養成所の正科に入学して3年在学するのとどちらが得か，よく考えてみなければならない。

　既卒者あるいは中退者には，もう一つ編入学という方法がある。北里大学を例に取ると

① 大学を卒業した者または編入学までに卒業見込みの者
② 短期大学を卒業した者または編入学までに卒業見込みの者
③ 大学に2年以上在学し，62単位以上を修得した者
④ 専修学校の専門課程のうち，文部科学大臣の定める基準を満たすものを修了した者または編入学までに修了見込みの者で，学校教育法第56条に規定する大学入学資格を有する者

が2年次編入の出願資格がある。

　前期の条件を満足したうえに，臨床工学技士の資格をもっているか，編入学までに取得見込みの場合は，3年次あるいは4年次への編入に出願できる。専門学校や短大を卒業して，さらに大学卒の資格（学士号）がほしい場合にはこの方法が使える。

3.1.3　外国で学んだ場合

　3番目に，外国で臨床工学を学んだ人または臨床工学技士に相当する免許を

取得した人が厚生労働大臣の認定を受けると，受験資格が与えられる（臨床工学技士法第14条第5号）。これに該当する人は，これまでに（2005年10月現在）だれもいないようである。

3.2 国 家 試 験

　厚生労働省の指定によって，医療機器センターが臨床工学技士国家試験の試験事務を行っている。受験願書の提出期限や試験日などは，あらかじめ官報で公告される。毎年少しずれるが，1月末日までが出願期間であり，試験は3月初めに行われ，合格発表は3月末である。

　これまでの例では，国家試験の試験時間は午前9時30分から12時まで，および午後1時30分から4時まで，それぞれ2時間30分ずつである。問題数はそれぞれ90問である。第18回（2005年3月）の国家試験合格率は84.8％であった。最近は毎年だいたい同じような合格率である。

　国家試験の科目はつぎのとおりで（臨床工学技士法第10条），科目の後の数字は過去問から数えたおよその問題数である。

- 医学概論　18
  （公衆衛生学，人の構造および機能，病理学概論および関係法規を含む）
- 臨床医学総論　31
  （臨床生理学，臨床生化学，臨床免疫学および臨床薬理学を含む）
- 医用電気電子工学　35
  （情報処理工学を含む）
- 医用機械工学　10
- 生体物性材料工学　12
- 生体機能代行装置学　33
- 医用治療機器学　11
- 生体計測装置学　15
- 医用機器安全管理学　15

これを見るとわかるように，試験科目には表3.2の専門基礎科目と専門科目のほとんどが含まれている．

3.3 大　綱　化

1991年に文部省（当時）が大学設置基準を見直して，多様で特色あるカリキュラムの構成が各大学で可能となるようにした．これを「大綱化」と呼んでいる．この改正は，一般教育の大々的な変革など戦後最大といってもいいほどの大学改革をスタートさせた．その中にカリキュラムの改訂が含まれていて，看護師をはじめとする医療職のカリキュラムも，だいたい1年に1職種ずつ順を追って大綱化された．カリキュラムの大綱化とは，表3.2のように教育内容を科目名まで指定することをやめて，もっと大まかに指定することである．

医療職種の最後になったが，臨床工学技士の教育も2004年3月末に臨床工学技士学校養成所指定規則が改正されて大綱化が行われ，表3.2に代わって**表3.10**(表3.6，表3.8に代わって**表3.11**)が教育内容となった．この表を見れば，大綱化によって以前のような科目名が大幅に減ったことがわかる．この表

表3.10　大綱化後の修業年限3年以上の学校・養成所の教育内容

	教育内容	単位数
基礎分野	科学的思考の基盤 人間と生活	 合わせて14
専門基礎分野	人体の構造および機能 臨床工学に必要な医学的基礎 臨床工学に必要な理工学的基礎 臨床工学に必要な医療情報技術と システム工学の基礎	6 8 16 7
専門分野	医用生体工学 医用機器学 生体機能代行技術学 医用安全管理学 関連臨床医学 臨床実習	7 8 12 5 6 4
合計		93

3. 臨床工学技士になるには

表 3.11 大綱化後の修業年限 1 年あるいは 2 年の学校・養成所の教育内容

	教育内容	単位数
専門基礎分野	人体の構造および機能	6
	臨床工学に必要な医学的基礎	8
	臨床工学に必要な理工学的基礎	16
	臨床工学に必要な医療情報技術とシステム工学の基礎	7
専門分野	医用生体工学	7
	医用機器学	8
	生体機能代行技術学	12
	医用安全管理学	5
	関連臨床医学	6
	臨床実習	4
合計		79

に基づいて，それぞれの学校・養成所が教育内容を自由に決めることができる。実際には，国家試験の出題内容が教育内容を左右することになると思われる。国家試験出題のガイドラインは 2005 年度末までには改正されるであろう。

カリキュラム大綱化のもう一つの特徴は，時間数でなくて単位数が指定されたことである。大学設置基準によって，大学卒業要件単位が 124 単位以上と定められたので，その 3/4 に当たる 93 単位を履修すれば，国家試験受験資格が与えられることになった。短大や専門学校が 3 年制であることを考慮した結果であろう。

大学設置基準によれば，「講義及び演習については，15 時間から 30 時間までの範囲で大学が定める時間の授業をもって 1 単位とする」。ただし，実験や実習は，講義とは時間が異なる。話を単純にするために，すべてを講義とし，時間数を多く見積もって 1 単位を 30 時間とすれば，総時間数は 2 790 時間となり，大綱化前の総時間数 3 000 時間と大差がない。しかし，大学では 1 単位 15 時間としていることが多いから，国家試験受験資格を得るのに必要な時間数は，大綱化前よりも減少することになろう。

大学設置基準は，「1 単位の授業科目を 45 時間の学修を必要とする内容をもって構成することを標準とし，授業の方法に応じ，当該授業による教育効果，授業時間外に必要な学修等を考慮して，… 単位数を計算するものとする」と

述べている．授業1時間に対して学生が自分で2時間勉強すれば，授業時間は減っても問題はない．しかし，現状では，それはなかなかむずかしいといわざるを得ない．大綱化の結果，臨床工学技士の学力・能力が低下したなどということがないように，臨床工学技士になる学生の教育に細心の注意を払う必要が生じている．

臨床実習については，大綱化以前は「人工心肺装置実習45時間，血液透析実習45時間，集中治療室及び手術室実習45時間を含むこと」となっていたのが，「血液浄化装置実習1単位，集中治療室（人工呼吸器実習を含む）及び手術室（人工心肺装置実習を含む）実習1単位，医療機器管理業務実習1単位を含むこと」に変わった．時間数でなく単位数で指定されているのは講義と同様であるが，医療機器管理業務実習1単位が加わっているのが大きい特徴である．医療機器に関する事故が最近多発しているので，安全管理を重視するためにこの実習が加えられたと考えられる．

4 臨床工学技士を目指して

3章で述べたように，臨床工学技士として働くためには国家資格が必要である。資格を得るには試験を受けなければならず，そのためには学校に行って，勉強しなければならない。臨床工学技士を目指して勉強している先輩たちの生活を見てみよう。ついでに，どうして臨床工学技士を目指すようになったか，動機も聞いてみることにしよう。

4.1 技 士 の 卵

4.1.1 川崎ゆかり（仮名）さんの場合

川崎さんは高校時代，将来は機械に関係したことをやりたいと思っていた。一方で，医療関係にも興味をもっていた。腰を痛めて整体治療に通ったことがあったからである。なにしろハンドボールのゴールキーパーをやっていたので，腰の痛いのはプレーに差し支えたから，腰の治療は大切だった。

高校2年生の後半に，高校の図書館で「～になるには」という本を見つけ，読んでみると，臨床工学技士のことも書いてあった。臨床工学技士は血液透析装置や人工心肺装置を動かすのだなというのはわかったが，「保守管理」をするというのは，なんのことだかよくわからなかった。とにかく，臨床工学技士は機械と医療の両方に関係するからおもしろそうだと思って，どういう学校があるか探した。

ハンドボールに熱中していたので，受験勉強に本腰を入れたのは3年の夏休み以後だったが，なんとか推薦入学で入学できた。もっとも，この学部の推薦

は指定校推薦ではないので，推薦入試を受けなければならなかった。英語と面接だけだったが，なんにせよ試験というのは嫌なものである。いまの推薦入試は小論文だけらしいが，小論文というのもわけのわからないところがある。

親元は春日部だが，通うのはちょっと時間がかかりすぎるので，相武台にアパートを借りて住んでいる。6畳にバストイレ付きで，駅からは10分で近い。隣も静かで，居心地はよい。

朝は7時に起きて，お風呂に入る。パン，卵，ヨーグルトといった朝食を食べて，自転車で大学へ行く。8時20分ごろアパートを出て，25〜30分で大学に着く。雨の日にはバスを使うが，1時間に3〜4本しかないうえに40分もかかってしまうので，雨が降っていたら早くアパートを出なければならない。

9時から講義が始まる。水曜日は電気工学だ。2時限連続である。1時限は90分なので，間に休憩が10分あるものの，3時間も同じ講義を聴くのは，くたびれるし，飽きもする。できることならこういう講義は御免こうむりたいが，なにせ必修である。この学科の講義はほとんど必修で，選択の余地はあまりない。たくさんのことを勉強しなければならないので，やむを得ないのだろう。電気工学は，聞いてもよくわからないことがいっぱいある。自分の責任もあるだろうが，先生もこの講義をするのは初めてだといっていたから，それでわかりにくいこともあるようだ。とにかく，講義はできるだけ出席することにしている。ノートをきちんと取って，わからないことは後で考える。出席できなくてノートが抜けた部分は，友だちに見せてもらって写しておく。やれやれ，やっと講義が終わった。

お昼は，構内の小さなコンビニエンスストアから，サンドイッチやおにぎりを買ってきて食べる。それから友だちとおしゃべりをしていると，あっという間に昼休みは終わってしまう。とくに水曜日は，午後から解剖学実習なので，午前中とは別の建物に，早めに行かなければならない。

白衣を着て実習をする。実習書は分厚くて，これをこなすのはなかなか骨が折れる。解剖学は電気工学と違って，わからないことは少ないのだが，覚えることがやたら多い。

4. 臨床工学技士を目指して

　実習はうまくいかないと長引くことがあるが，今日の分の実習は予定通り，5時50分に終わった。自転車で6時30分ごろアパートに帰って，夕食を作る。カレーや煮物が得意料理だ。後片付けを済ませ，テレビを見たり勉強したりしていると，すぐに12時になる。明日も早いから，もう寝なければ。

　明日は部活のある日だ。木曜日と金曜日は午後の5時30分から9時まで，高校から続けているハンドボールをやる。この大学のハンドボール部の女子はけっこう強くて，医歯薬系リーグで優勝したこともある。部活のある日は疲れるから，アパートに帰ればバタンキューに近い。

　部活以外に週3回，土曜日と日曜日とあと1日，町田のファミリーレストランのキッチンでアルバイトしているから忙しい(**図4.1**)。平日は午後7時30分から11時まで働くので，アパートに帰れば12時になってしまう。アルバイトの稼ぎは自分の小遣いだ。さすがに試験前にはアルバイトを控えて，試験勉強する。1週間前には日曜だけにし，試験中はやらない。部活も休みだ。

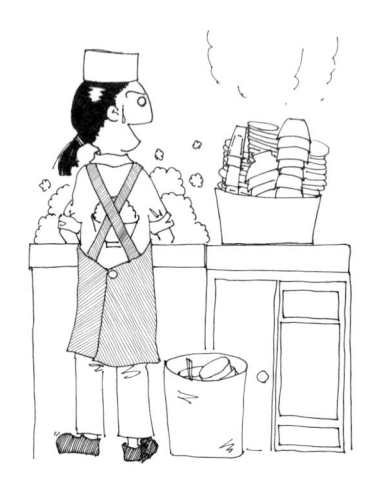

図4.1　アルバイト

　高校で数学は，三角関数，行列，微分積分など一通り勉強した。物理と化学もやったが，化学は授業に出ていただけといってもよい。生物は取らなかった。大学に入って1年生で解剖学の講義があったが，まるでむだなことをやっ

ているような感じがした。基礎知識が全然ないのにいろいろ教えられて，全部覚えろといわれても，「えーっ。ちょっと待ってよ」と答えたくなる。言葉の意味もわからないのに，骨の出っ張りの名前を覚えても，なんになるのかと思った。けれども，2年生の解剖学実習をやって，解剖学の必要性も少しうなずけるようになった気がする。1年生の物理は高校の復習みたいなもので，数学も苦にならなかった。医療学概論という講義では，臨床工学技士がどんな機械を使うかとか，なぜこの学問が必要かという説明が少しあったので，とてもよかった。

2年生の応用数学は，割とよく理解できた。電気工学もなんとかなったし，生化学は講義を聞いているときはさっぱりだったが，試験勉強したらわかった。生理学も講義だけではだめだったが，実習してみてのみこめた。臨床医学総論は，なにをやってるのかなぁというあんばいで，聞いてもさっぱり頭に入らず，さぼることもあった。同じことを何度もいっているような気もするが，とりあえずノートはしっかり取ろうと努力した。臨床工学技士は，性質の違う学問を身につけなければならないようだが，学んだことが将来，具体的にどう役に立つのかはまだピンとこない部分が多い。それはおいおいわかってくるのだろうと期待している。

今年の夏休みはハンドボールの合宿で館山に1週間出かけ，十和田へ旅行に1週間行き，自動車の免許を取るのに教習所に通い，後はアルバイトをしたらたちまち5週間が過ぎて，とうとう実家には帰らなかった。この大学は，夏休みが短すぎる。もっとも，本試験で単位を取って再試験を免れれば，春休みは11週間もあるから，あまり文句もいえないかな。

4.1.2 大柴道義（仮名）君の場合

大柴君は高校では文系志望だった。弁護士になりたかったが，それはむずかしそうだとだんだんわかってきた。高校3年のときに好きになった人が臨床検査技師になるといっていたので，自分もなろうかと思い始めた。大火傷を治療しにサハリンから北海道に来たロシアの少年の話を聞いて，医療についての関

心をかき立てられたのも，方向転換を考える一因になった。一方で，臨床検査技師はこれから就職がむずかしくなりそうだという噂も聞いて，臨床検査技師だけでなく幅広く検討することにした。医者も候補に上げてみたが，入学金そのほかでお金がかかりそうなのが難点だった。

模擬試験の志望校リストの中で，「臨床工学」という言葉を初めて見た。「生命維持管理装置」を扱うと書いてあって，おもしろそうだと思った。おまけに，英語だけの模試では，その学科の志望者の中で一位になったので，これはいけるんじゃないかという気になった。

志望校リストには，札幌にある臨床工学技士の専門学校も載っていた。その学校へは家から簡単に行けたので，夏休みに一日体験入学に参加してみた。臨床検査技師の専門学校にも一日体験入学した。北海道を離れて「内地」で生活してみたいという思いもあった。文系を受験するつもりで勉強していたので，理科と数学では勝負できなかった。そうすると，推薦入試以外は受けられなかった。

そんなこんなで結局，今の大学を受験することにした。じつは，臨床検査技師を養成する大学も受験したのだが，残念ながらそちらはちょっと点数が足りなかったらしい。今の大学の推薦入試の面接では，面接官の顔がこわいなぁと思ったことしか覚えていない。

いまは，小田急相模原駅の近くの6畳のアパートに住んでいる。トイレと狭い台所が付いているが，お風呂は銭湯へ行かなければならない。駅から近いのと家賃が安いのが魅力だ。

朝は7時20分ごろ起きる。寝る前に電気釜のタイムスイッチを入れておくので，起きたときにはご飯が炊けている。卵，ハム，ソーセージなどをおかずに朝食を食べて，8時20分にはアパートを出る。以前は自転車で通学していた。いまは，大学にばれるとまずいのだが，軽自動車を使っている。どっちにしても25分くらいかかってしまうのはしゃくの種だが，車はこがなくてもいいから楽だ。時間が自転車より短くならないのは，道が混んでいるせいである。この辺の道はどこを通っても混んでいて，なんとかならないものかといつ

も思う。片側一車線しかないから，右折，左折，バスの停車なんかで渋滞が起こってしまう。

　8時45分過ぎには大学に着いて，講義室に入る。今日の1時限は，応用数学である。高校のときに数学は一応やったが，この講義はなかなかわからない。先生は親切で，講義で使うOHPシートのコピーを，毎回配ってくれた。このコピーはじつによくできていて，わかりやすい。ところが，学生はそれをいいことに，講義をさぼる奴が増えてきた。コピーさえ手に入れれば，後でそれを読めば試験はなんとかなるだろうから，朝は眠いことだし，欠席してゆっくり出てきたほうがよいというわけである。先生もそれに気づいたらしく，最近はコピーを配るのを止めて，黒板に書くようにしている。本来，勉強は自分のためにするものだから，講義に出るのが当たり前だが，悲しいかな人間だれでも怠け心があって，できるだけ楽をしようとする。自分もあまり人のことはいえない。

　2時限目は情報処理工学Iの講義だ。これは簡単にいえば，パソコンをどう使うかの学習である。ただし，すでにできあがっているプログラムを使えればいいのではなく，自分でプログラムが書けるようにならなければいけない。応用数学より具体的だが，順序立てて考えていかないと頭がこんがらがってしまう。

　昼食はだいたい，学生食堂で食べる。学生数の割に学生食堂は狭いから，早く行かないと，行列に並んで待つことになる。午後からは電気工学実習だ。いままで見たこともないオシロスコープとかいうものを使ったりするので，初めは戸惑ったが，だんだん慣れてきた。実験結果を出した後で口頭試問があるので，遅くまでかかることが多い。電気工学の講義と実習両方あわせて，頭の中のもやもやが少し晴れた気がする。それでもまだわからないことは，先生に質問に行く。

　遅くなったが，実習が終わってから部活へ出かける。月曜日から金曜日までだいたい毎日，吹奏楽団でバリトンサキソフォーンを吹いている。8時か9時までやって，アパートに帰って9時過ぎから食事を作る（**図4.2**）。週に1，2

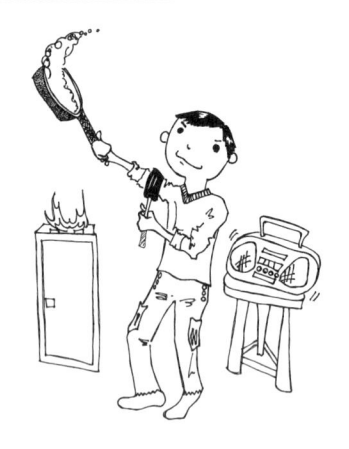

図 4.2　自宅で料理

回，友だちと一緒に外食することもある．得意料理は，親子丼，肉じゃが，サバの味噌煮などである．インスタント味噌汁やレトルト食品のお世話にもなる．料理の方法は大学に入ってから，本を読んで一人で覚えた．材料は土曜日か日曜日に買い込んで，冷蔵庫に入れておく．

　食事を終えて，10時30分ごろ，銭湯に出かける．宿題があれば，その後勉強する．午前2時までがんばったこともあるが，普通は12時には寝る．

　金，土，日のどれか1日，大学病院で夜間当直のアルバイトをしている．午後4時30分から翌朝8時30分まで，事務職員といっしょに急患患者の電話の受付けをする．電話がかかると，当直の医師に連絡し，患者のカルテを出す．この病院は消化器外科，整形外科，消化器内科，神経内科，精神神経科の医師が夜間当直をしている．患者が来ると，受付や会計の事務処理をし，必要なら入院手続きもする．検査のために採った血液を検査室まで運ぶ仕事があることもある．

　多いときには一晩に7件も電話がある．平均すれば，3，4件といったところだろうか．精神神経科の患者さんから「眠れない」とか「死にたい」とか電話がかかってくると，電話にかかりきりでよく話を聞いてあげなければならない．「どうして死にたいんですか」，「悩みがあるんですか」などと，仲間にな

って相手の気持ちをくむようにする。こういう応対の仕方は，職員の方から教えてもらった。

電話がかかってこない時間は，勉強する。午前2時には仮眠室のベッドに入るが，ベッドサイドに電話があって，電話がかかってくれば目を覚まして応答する。日曜日にこのアルバイトをやると，月曜日は眠くて仕方がない。

週末，アルバイトをしない日は，合奏の練習をしに部室へおもむく。土曜日は合奏練習が午後1時から5時まであり，日曜日は練習がない週もあるが，普通は午前10時から午後5時まである。週に一回はアパートの部屋に掃除機をかけ，洗濯機で洗濯をする。長い休みは，部活も多少やったが，夏，冬，春とみな帰省した。

試験の2週間前から部活はなくなるので，放課後は大学に残って勉強する。夕食は，職員寮の食堂かマクドナルドで食べる。10時を過ぎると教室が閉まるから，家に帰る。大学で勉強すれば，友だちもいるし，暖冷房費の節約になる。

高校では数学こそ一通り勉強したものの，理科は化学だけしか履修しなかったので，1年生のときは物理や生物で苦労した。ところが，試験になったらこういう科目はすんなり単位をとれたのに，数学を落として，再試を受けるはめになった。解剖学の勉強は苦にならず，よくやった。

2年生では生理学や生化学は抵抗がなかったが，応用数学と電気工学は大変だった。臨床医学総論の中では，救急医療の話に新鮮味があっておもしろかったし，臨床工学と結びつきのある話は興味を引かれた。全体的に，予想していたよりも工学系の講義が多い感じがする。卒業したら郷里に帰って，札幌の病院に就職したいと思っている。

4.1.3　四谷えり子（仮名）さんの場合

四谷さんは高校のときに「手に職をつけたい」と思い，就職するのにも有利だから，医療系の学校に進学しようと考えた。具体的にどれかに決める段階になると，「看護職は大変そうだし」などと，さんざん迷った。高校2年の終わ

りごろに読んだ進路関係の雑誌に，臨床工学技士がいままでにない職種として紹介されていた。専門学校の一日体験入学にも参加したが，本を読んでもっていたイメージとあまり違わなかった。

家が市川にあるので，そこから通学している。朝，5時30分に起きて，6時20〜30分の電車に乗り，9時ごろ大学に着く。講義はまじめに出席することにしている(**図4.3**)。お昼は，持参のお弁当を食べる。5時限まである日には，家に着くと8時30分になり，夕食を食べてリラックスして12時には寝る。勉強は電車の中でやる。

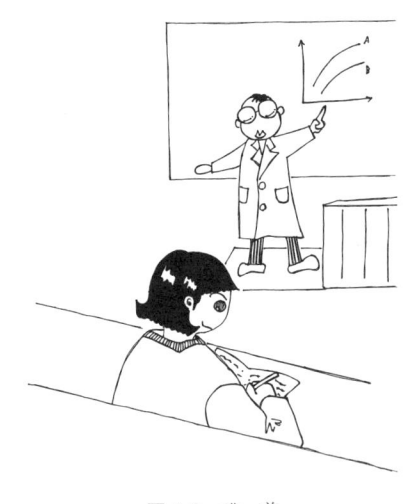

図4.3　講　義

平日はほかになにもする時間がないが，土曜日には幕張メッセの近くのホテルで，午前9時30分から4時まで，客室清掃のアルバイトをやっている。これで稼いだお金と日本育英会の奨学金で，小遣いや生活費など，学費以外のすべてをまかなっている。進学するときに，親とそういう約束をしたからだ。

他の大学のサークルに入れてもらっているので，日曜日は奥多摩の御岳でカヌーを漕いでいる。男20人，女5人の小さいサークルだが，なかなか楽しい。夏休みには15日間カヌー合宿をして，北海道の川を下ってきた。

試験前1〜2週間は，バイトもサークルも休んで勉強する。家や地元の図書

館が勉強の場だが，わからないところは学校で友だちに聞く。

　1年生のときは，大変だと思った。なにしろ通うのが大変だったが，いまに比べると，1年生は楽だったことがわかる。5時限目まである日はほとんどなく，1時限のある日も少なかった。1年生の数学，物理，化学はたいしたことなく，高校で勉強したのと同じことも多かった。高校で生物を履修しなかったので，生物はきつく，友だちに聞き，さらに参考書をかき集めて勉強した。

　2年生では電気工学がむずかしかった。物理系は得意と思っていたが，なかなか手ごわい。応用数学の講義は理解できなかったが，自分で問題を解いてみたらなんとかなった。生化学は，講義を聞いている時はわかったつもりだったが，試験前になってじつはわかっていなかったことがわかった。生理学は言葉がむずかしい。臨床医学総論は，聞けばおもしろいし，将来役に立つとは思うが，解剖学が頭に入っていないので，わからないことがある。正直なところ，生物系の科目はあまり好きではない。物理系，生物系を問わず，全体的に，本だけでは理解しにくく，講義に出席しないとだめだと思うし，予想していたより勉強は大変だというのが実感である。

　将来は，地元の病院に就職したい。親は1人暮らしを勧めているが，じつは自宅から通えるところがよいと思っている。

4.1.4　古井由直（仮名）君の場合

　古井君は高校在学中，航空宇宙学科か物理学科に進学するつもりだった。武運つたなく一浪することになって，友人の志望校の関係で臨床工学専攻というのがあるのを知り，興味をもった。もともと医師にあこがれていたこともあって，進路変更はわりとあっさり決意した。

　臨床工学技士がどういうものかは，パンフレットをちらっと読んだ程度で，あまりよく知らなかった。じつはいまでもあまりよくわかっていない。自慢できる話ではないが，クラスメートと話をしても，臨床工学技士がなにかはっきりした答えをもっている人はいないようだ。

　親元は狭山市なので，通って通えないことはない。1年生のときは，通学し

てみたが，2～3時間かかった。通学時間がかかりすぎると感じて，2年生になって，大学から自転車で15分ほどの所に，6畳一間，4.5畳の台所，バストイレ付きのアパートを借りている。午前7時40分には起きて，朝食を作る。御飯は前日炊いておく。生卵などの簡単なものや前の日の残りをおかずにして朝食を済ませ，8時10～20分に自転車で大学へでかける（図4.4）。講義にはまじめに出席して，ノートをまめに取る。お昼は学生食堂で食べ，5時限があるときは，それが済んでからちょっとゆっくりして，午後7時ごろに家に帰る。帰る途中で買い物をする。

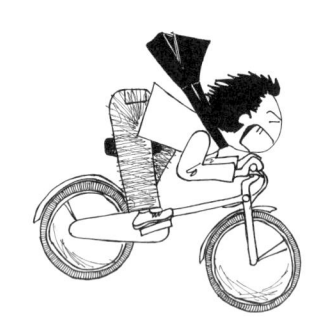

図4.4 自転車通学

帰ってから，食事の準備にとりかかる。料理は独学で覚えた。わからないことがあると，親に教えてもらう。得意なのは，肉じゃがやキノコのバター炒めなどだ。食事の後片付けをして，風呂に入ると8時30分になってしまう。その後は，テレビを見たりしてのんびりする。週に一，二回は，洗濯をする。勉強は宿題のあるときだけやる。寝るのは12時か1時だ。

週末はアパートにいる。友人が訪ねてくることもあるし，一人っ子なものだから，親が来ることもある。部活は時間的に無理だと思って，やっていない。

試験前には食事を作るのは止めて，夕食は職員寮の食堂か構内のコンビニエンスストアのお世話になり，朝食は食べない。大学の講義室が使える午後10時くらいまで，大学で勉強する。自分で勉強するというより，友人の質問に答えることが多いが，それが自分の勉強になる。

1年生の解剖学はつらかった。黒板に書かれる漢字がわからず，進むスピー

ども早かった。1年生は4時限までで、2年生に比べると、全体としては空き時間があったのだが、それでも大変だと思った。医療学概論で臨床工学技士の説明を聞き、少し理解できた。それまでもっていたイメージとはあまり違っていなかった。

2年生では生化学がつかみどころがなかった。生理学や臨床医学総論は、知らないことを覚えるからおもしろい。生化学と生理学はなんとかなると思ったが、試験を受けてみると、甘さを思い知らされた。電気工学と応用数学は、危ないと思って気をつけて勉強した。興味があったということもある。

将来については、まだあまり突き詰めて考えていないのが正直なところである。

ここに記した四人の話から、いくつか共通することが浮かび上がってくる。4人の共通点は、臨床工学技士を目指して勉強しているすべての学生諸君にとっても同じなのではなかろうか。

まず、将来の希望はさまざまであり、臨床工学技士を目指した動機も異なるが、臨床工学技士という言葉に出会ったのは、志望校を決める過程であった。1章でも述べたように、臨床工学技士とはなにかということが広く知られていないので、早くから、例えば高校へ進学したときから、臨床工学技士になりたいと思っていた人はいない。医師や看護師は、子どものときからなりたいと思っている人がいるのに比べると、大きな違いである。

つぎに、進学して臨床工学技士になるための勉強を始めていても、まだ臨床工学技士はなにをする人なのか、はっきりつかめていない。だんだんイメージが固まってきてはいるが、まだ見えていない部分があるように思えて、もどかしさがある。ほかの学生の中には、病院へ出向いて、1章で述べた臨床工学技士の現場を見学させてもらって、確かなイメージをもとうとした者もいた。

学生生活そのものは、一般の学生と大差がない。勉学のかたわら、クラブ活動に熱中する人もいるし、クラブには入らずに自由な生活を楽しむ者もいる。違いは、平均的な学生よりも講義や実習が多く、忙しいということであろう。

4.2 学ぶべきこと

　肝心の勉強であるが，臨床工学技士になるには，工学系と医学系の両方を修得しなければならないので，学生は苦しんでいる。量が増えるのはいかんともしがたい。教える方もなるべく少なくしようと努めてはいるが，なにしろ仕事の性格上，両方の知識や学力が必要なのである。ところが，残念ながら工学系と医学系の両方に強い人は少ない。ほとんどの人はどちらか一方が得意で，片方は不得意である。この問題については後で考えるとして，まずなにを勉強しなければならないか，なぜ勉強しなければならないか，まとめてみることにしよう。

　3章の表3.2にまとめたように，医学系の科目数は12（臨床医学総論と臨床実習を含む），工学系の科目数は12，両系が混然一体となっている医工学系（「関係法規」を含む）の科目数は6である。講義・実習の時間数で見ても，医学系が765，工学系765，医工学系720であって，工学系と医学系を半分ずつ学ばなければならないことがわかる。

　少し脱線するが，川崎さんたちの話に出てきた講義の名称は，表3.2の科目名とは少し違っているものもある。しかし，それは名前が違うだけで，講義の内容は同じなのである。例えば，「解剖学」と「生理学」は「人の構造および機能」に対応する。

4.3 学ぶ理由

　つぎに，なぜこのように工学系と医学系を両方学ばなければならないのだろうか。具体的な例で考えてみよう。

4.3.1 解剖学

　ICUで医師から，「この患者さんの心電図をV_1誘導でとれるようにしてお

いて」といわれたとする．V₁誘導とはなにを意味するのか，これは心電図学の問題である．それがわかっていたとして，心電図を測るには電極を皮膚に付けなければならないが，V₁誘導では，一つの電極の位置は「第 4 肋間胸骨右縁」である．この言葉がなにを意味していて，それはいったい体のどこなのか，これは解剖学の問題である（図 4.5）．

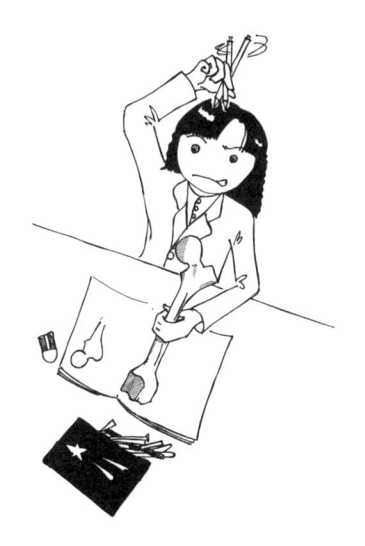

図 4.5　解剖学に悩む

　解剖学は，大量に記憶しなければならないので，学生泣かせの学問だが，身に付けてしまえば，これほど便利なものはない．解剖学の言葉を使えば，体のどんな場所でも正確に指し示すことができ，他者とのコミュニケーションがうまくいく．「第 4 肋間胸骨右縁」に電極を付けるとき，慣れると，言葉の意味を考えなくても，その場所は自分ではわかる．しかし，同僚や看護婦や医師と話をするとき，「胸の骨の右の方」といっていたのでは，正確には伝わらない．
　ノーベル賞物理学者のファインマン教授は興味の範囲が広い人で，生理学の研究にまで手を出したことがあった．ネコの筋と神経について調べる必要が生じて，図書館に出かけ，司書に「ネコの地図を探してほしい」と聞いた（図 4.6）．司書はぎょっとして「ええっ？ネコの地図ですって？動物解剖図解のこ

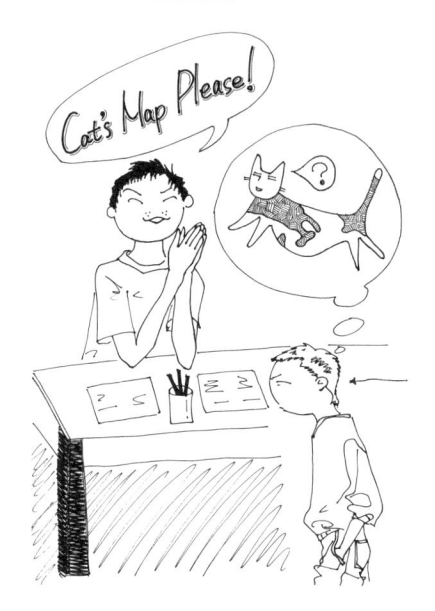

図 4.6　ネコの地図？

とでしょう？」と叫んだうえ，それからというもの，笑い話の種にした。これも，一般的ではない言葉を用いたために生じた出来事だが，この場合の「地図」という言葉は，本質を的確に表現している。

　地図には地名が書いてあって，浦和は埼玉県にあることがわかる。解剖図は地図であり，解剖学用語は地名である。浦和はどうして浦和という名前なのか，いまとなってはよくわからない。わかってもあまり気にしない。浦和という場所が東京の北方 30 km くらいの所にあるということが重要なのである。同じように，肋骨をなぜ肋骨というのか，暇なときに考えるのは楽しいかもしれないが，それはたいしたことではない。解剖学では肋骨の位置やその本数を知ることが第一である。

　地名は覚えなければならない。同様に骨の名前も覚えなければならない。もっとも，森鴎外は「ヰタ・セクスアリス」の中で，主人公金井にこういわせている。

　「人が術語が覚えにくくて困るといふと，僕は可笑しくて溜まらない。何故

語原を調べずに，器械的に覚えようとするのだと云ひたくなる」．

これは森鴎外自身の考えだと思ってよいであろう．もちろん，こういうことは，森鴎外ほどの語学能力があってはじめてできることで，我々凡人には語源まで手が回らないのが実状であるが，記憶の一つの方法を示している．つまり，記憶すべきことをできるだけ系統立てて整理しておけば，覚えやすくなるということである．

4.3.2 薬理学と生理学

血液透析中，医師から「午後1時ヘパリン停止」という指示書が回ってきた．こういうとき，ヘパリンという薬がどういう働きをするのか，知っているのと知らないのとでは，仕事に天地の差が出てくる．なにも知らずになにも考えずに，午後1時になりました，ヘパリン注入ポンプのスイッチを切りました，はい終わり，とやったのでは，数時間経って，患者さんは死にました，ということになりかねない．

ヘパリンは血液の凝固を止める薬である．血液は血管外に出ると固まってしまう．血液が触れても血液凝固が生じない材料を開発する努力は続けられているが，まだ完全なものはできていない．血液透析で血管外に血液を導き循環させると，血液はあちこちで人工材料に触れるわけだから，凝固が起こる可能性はつねにある．そこでヘパリンを血液に加えて，凝固しないようにしているのである．だから，ヘパリンを停止した後，効き目が切れれば，血液凝固が生ずる．

ヘパリンの効き目は数時間続くので，透析が終了した後まで効き目が残っていると，血管から針を抜いたときに出血が止まらなくなる．適当なタイミングでヘパリンを注入するのを停止しなければならないが，ヘパリンを停止した後は，血液が凝固するかもしれないことを頭に置いて，よく観察しなければならない．**外シャント**では血液凝固によって静脈側から閉塞が起こることがある．**グラフト**で**内シャント**を作ったときは，穿刺針の周囲に血栓が付着して，それが原因で肺塞栓に至ることもある．血栓が肺の毛細血管に詰まれば，肺塞栓，

脳の毛細血管に詰まれば脳梗塞(こうそく)であって,どちらも命に関わる。

ヘパリンの働きとその仕組みは,薬理学の領域であり,血液凝固については生理学を,肺塞栓や脳梗塞については臨床医学を学ばなければならない。

外シャント
　動脈と静脈とにそれぞれシリコーンゴム製チューブを挿入して脱血と返血を行うことがあるが,使わない時にはチューブを接続して血液が流れる状態にしておく。これを外シャントという。

内シャント
　p.13囲み内のブラッドアクセスを参照せよ。

グラフト
　一般的には,身体の欠損部に差し込んで欠損を補うために用いられるものすべてを意味する。この場合には,血管の代わりに用いるものを意味し,ほかの部分の静脈を切り取って用いたり,人工血管を用いたりする。

4.3.3　電気工学と電子工学

電気というのは,現代のありとあらゆる機械に関係している。ごく単純な機械を除けば,家庭にある機械でも電気抜きの機械を探すほうがむずかしいくらいであろう。例えば洗濯機はモータで回転するから,電気機器そのものであり,その中にはマイクロプロセッサが入っているのが当たり前になってしまった。したがって,電気工学と電子工学はきわめて身近な学問なのである。ついでにいうと,電気工学と電子工学は区別する必要がないほど密接に関係しているが,しいて区別すれば,電気工学が基礎であり,電子工学はそれをさらに発展させて,洗濯機やパソコンに入っているマイクロプロセッサにまで及ぶと考えればよい。

臨床工学技士が扱う生命維持管理装置,つまり血液浄化装置や人工心肺にももちろん電気は関係しているから,電気の基礎,つまり電気工学を臨床工学技士はどうしても学ばなければならない。そればかりではなく,臨床工学技士の

業務指針に含まれている機器の中に，電気そのものといえる機器がある。

除細動器がそれである。この機器を理解するには，まず細動とはなにかを知らなければならない。細動とは，心臓が正常に動かなくなった状態の一つである。心臓は血液を送り出すために，秩序のある収縮をしている。心筋（心臓の筋肉）のある部分が最初に収縮し，つぎに別の部分が収縮して，血液を心室から送り出す。この秩序が乱れて，あちこちの心筋がてんでんばらばらに収縮すると，血液が送り出されなくなる。この状態を細動という。厳密には心室細動と心房細動があるが，重大な問題を引き起こすのは心室細動である。心室から血液が全身または肺へ送り出されるからである。心室細動を放置しておけば死に至るが，外から電圧を加えると，秩序を回復させて，正常な収縮に戻すことができる。電圧を加える機器が，細動を除く器械，つまり除細動器である（図4.7）。

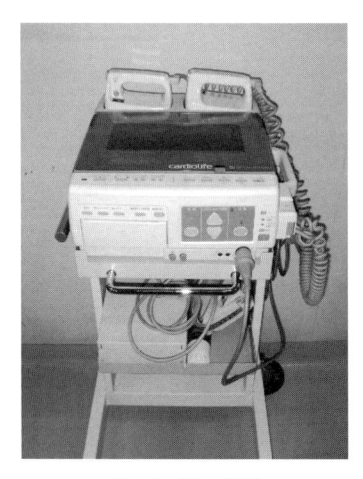

図 4.7 除細動器

コンデンサに充電した電荷を一気に放電して，高エネルギーを心臓に加えるというのが除細動器の原理であり，電気回路そのものであるから，電気工学を学ぶと除細動器の働きがよくわかる。

除細動器は死ぬか生きるか1秒を争うときに使うのだから，めんどうなこと

はしていられない。胸に大きな電極を押し付けて、皮膚の上からドンと一発、電圧を加える。皮膚の上から加えるので高電圧が必要であり、最大値は数千ボルトにもなる。こんなに高い電圧を使うので、注意しないといろいろな事故が起きる可能性がある。例えば、除細動を行うとき、患者の体に触れていると電撃を受けることがある。この理由を理解するには電気工学の知識が必要である。除細動器の保守管理を行って安全性を保つのは臨床工学技士の仕事であり、それを行うにも電気工学や電子工学の知識が必要なのである。

　臨床工学技士が関わる医療機器の中で、電気が本質的な役割を演ずる機器のもう一つの例は電気メスである（図4.8）。じつは電気メスはいわば俗称で、電気手術器というのが正式な名称であろう。JISでは「電気手術器（電気メス）」と表記されている。しかし、俗称のほうがわかりやすい。メスといえば、手術時に皮膚や組織を切開するために使われることは、だれでも知っている。メスは鋭利な刃物であるが、電気メスは刃物の代わりに電気を使う。

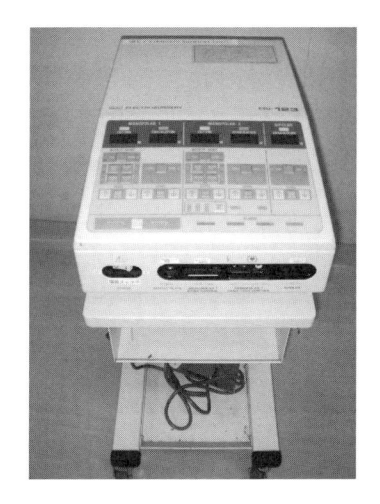

図4.8　電気メス

　さらに、ここが肝心なところだが、電気メスには通常のメスよりもよい点がある。メスで皮膚を切れば必ず出血するが、電気メスは切ると同時に血液を熱で凝固させるので、出血を抑えることができる。出血すれば、出血した部分は

血液のために赤くなって，手術をしている人が見たいものがよく見えなくなる。それだけではなく，出血量が多くなれば輸血をして血液を補う必要が生じる。出血してよいことはなにもない。そういうわけで切開しつつ止血できる電気メスは，外科手術に広く使われている。

電気メスは，ラジオ放送に使われる周波数と同じくらいの周波数で高電圧を体に加える。凝固を主目的にするときには，瞬間的に除細動器と同程度の高電圧を用いるが，除細動器がごく短い時間だけ電圧を加えるのに対して，電気メスは繰返して加えるので，除細動器よりもさらに注意が必要になる。

電気メスによって生じる問題はいくつかあるが，代表的な例は熱傷（やけど）と電磁障害である。まず熱傷について考えよう。電気メスでは，メス先（図 4.9 上）から患者の体を経由して対極板（図 4.9 下）へ電流が流れる。メス先の面積は狭いので単位面積あたりの電流（電流密度）が高くなり，切開や凝固が可能になる。対極板の面積は広いので電流密度は低くなり，対極板ではなにも起こらない。もっと正確にいうと，ただ広いだけではなく，対極板が体に触れている面積が広いのである。毛が生えていると，毛は電気を通さないうえに，対極板と体の間にすき間を作るから，対極板が体に触れている面積は狭くなる。肩などの骨張った部分では，体の表面が平らではなく凹凸があるから，やはり対極板が体に触れている面積は狭くなる。こういう場合には電流密度が

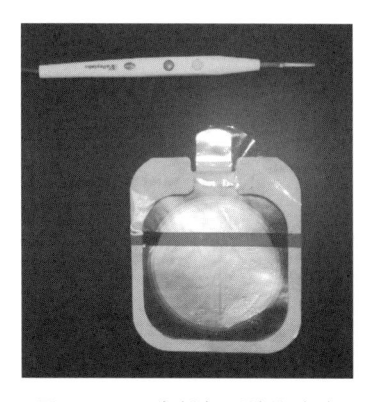

図 4.9　メス先(上)と対極板(下)

十分に低くならず熱傷が生じる。電気メスによる熱傷は対極板以外でも生じることがある。高周波分流というのがその原因である。これについてはやや専門的になりすぎるので詳しく述べないが、電気工学を学べば高周波分流を理解することができる。

すでに述べたように、電気メスではラジオ放送に使われる周波数と同じくらい高い周波数が用いられている。ラジオ放送の電波は空中を飛んできて受信される。同じように、電気メスのメス先がアンテナとなって、電波が空中に放射され、あちこちで受信される。心電図モニタで受信されれば、心電図に大きい雑音が入ることになる。これが電気メスによる電磁障害である。さらに悪いことに、電気メスで切開や凝固を行うと、もともとの周波数以外の広範囲な周波数成分も発生する。電子工学はこういうことの原理も教えてくれる。

電気工学にはむずかしいことばかりでなく、ごくごく簡単な常識も含まれている。電気を流すには、基本的に行きと帰りの2本の導線が必要である（電気メスの電磁障害のようなことは話が別である）。それは小学生でも知っていると思うかもしれないが、大学生の実習を見ていると、この常識を適用できていない場面にでくわすことがある。その大学生も、電気を流すのに導線は何本必要かと聞かれれば、間違いなく2本と答えることができるのだろうが、実際に装置となにかをつなぐときにその知識を正しく使えないのである。試験の答案に書く知識ではなく、使える知識を身につける必要がある。

話がだんだん脇道へそれていくが、ついでに電気工学に関連するウソのようなホントの話を書いておこう。機械が故障ですと病棟から臨床工学技士が呼ばれて行って見ると、しばしば電源コードが切れている。どこで切れているかというと、プラグの中で切れているのである。この原因は、電源コードを抜くときに、プラグをもたずにコードをもって引っ張ることである。医療関係者は多忙なので、コンセントの近くまで足を運ぶ時間をついつい省こうという気になるのはわからないではないが、電源コードを抜くときにはプラグをもって、という電気工学以前の常識はぜひ守ってほしい。たしかに1回や2回コードをもって引き抜いてもなんでもないかもしれないが、それを繰り返していると必ず

いつかは導線が断線してしまう。

　もっとすごい話もある。機械が動かないという呼び出しを受けて夜中に自宅から病院に駆けつけて調べてみたら，なんのことはない，電源スイッチが入っていなかった。スイッチをオンにしなければ蛍光灯だってつかない。だれでも知っていることだが，自分の頭を使おうとせずに他人を当てにするとこういうことになる。こんなことが起きないようにするには，臨床工学技士が医療関係者を教育しなければならない。

　臨床工学技士になるには電気工学と電子工学を学ぶことが必要であるという話からだいぶそれてしまったが，電気工学と電子工学は基本的なことに関わっているということが述べたかったのである。

4.3.4　計　測　工　学

　手術中は，血圧をモニタする。血圧が低下したり上昇したりしたときには，患者さんになにかの異常が生じた可能性が高い。しかし，もし**振動法を用いた自動血圧計**をモニタに使用しているならば，あわてないで自動血圧計が誤動作しているかもしれないと考えるのが，臨床工学技士の仕事である。

　計測器もたまには誤動作したり故障したりする。しばしばそういうことがあっては計測器として役に立たないから，計測器は誤動作や故障を生じないように作られている。普通は計測器を信用して差し支えないし，また信用しなければ仕事にならない。それが習慣になっているから，計測器の示す値を鵜呑みにしがちであるが，絶対ということはないことを頭の片隅においておかなければならない。そのために計測工学を学ぶのである。

　脈拍などの全身状態に異常がなく，人工呼吸も正常に行われているのに，血圧計の値だけがおかしい。もしそういう状況ならば，自動血圧計は雑音によって誤動作することがあるから，**マンシェット**，聴診器，水銀圧力計を使う昔ながらの方法で血圧を確認することも必要である。これが工学的なものの考え方であって，機械に触れる経験を積み，機械が誤動作したり故障したりすることを，感覚として身につけておかなければならない。そのために，講義以外に電

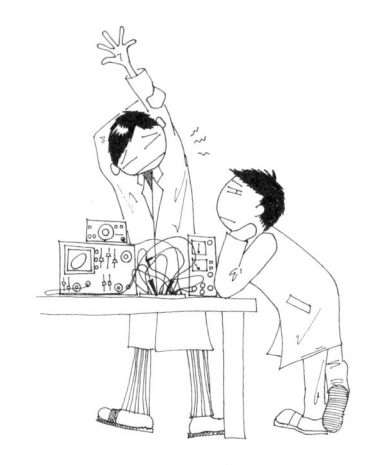

図 4.10 電気工学実習

気工学実習(図 4.10)その他の「実習」を行うのである。

振動法を用いた自動血圧計

血管に体外から圧を加えると，血管の内と外の圧差に応じて血管壁が振動する。この振動と加えた圧の関係から血圧を推定する手法が振動法であり，人手を用いないで自動的に血圧を測る計器（自動血圧計）には，この手法が用いられることがある。

マンシェット

医師が血圧を測るときや振動法に用いる圧迫帯で，ゴム袋を帯状の布に納めてある。ゴム袋に空気を送り込み，腕などを圧迫する。

4.4 勉強の方法

　工学と医学の両方とも得意な人は少ないという問題は，基本的には努力によって解決するしかない。そして努力を前提にして，勉強の方法も工夫すべきである。本質を理解してそれを個々の現象に適用するというやり方を，身につけなければならない。学生の多くは，受験勉強のせいか，あるパターンを記憶し

て，出題された設問にそのパターンをあてはめて答えるという方法しか知らない。こういう方法では，予備校や受験参考書のような，パターンを教えてくれる所，人，本がないと，にっちもさっちもいかないし，ちょっとパターンからはずれる問題に出会うと，手も足もでない。そのうえ，これまで覚えてきたパターンは，つまるところ入試問題を解くための小手先の技にすぎないので，新しいことを考えるためにはなんの役にも立たないのである。

　本質をつかむというのは，それを適用してなにかをするという点で，パターンを覚えるのと似ているが，じつは大いに違う。講義や教科書は，これが本質であると教えているが，受験参考書のように手取り足取り説明してはくれない。勉強する側が本質をつかもうとしないと，本質は見えてこないのである。パターンはある特定のことにしか使えないが，本質がわかっていればその応用範囲は広い。

　臨床工学技士が使う機器は，日進月歩であって，新機種が続々と出てくる。この機器の進歩に追いつくには，本質をつかんでおく以外に方法はない。ある機械の操作方法を経験的に覚えていただけでは，新しい機械が入ってきたときにお手上げになる可能性がある。同じことをやるのに，スイッチやダイヤルの操作が違うということは，まれではない。そういうときでも，一つのスイッチをオンにするのはなんのためなのか理解していると，対処することができる。

4.5　就　　　　職

　臨床工学技士になるには国家試験に合格しなければならないことは，2章で述べた。みごと国家試験に合格したら，臨床工学技士としての資格を得ることができたことになる。実際に働くには，資格だけではなく，働く場所が必要である。働く場所を探す就職活動は，学校の勉強と並行して行うことになる。国家試験は3月だが，就職活動はその前の年の3月ごろには始まっている。この時期に始まるのは企業への就職活動であり，病院の求人が多くなるのは秋である。

78　　4．臨床工学技士を目指して

　2005年現在で臨床工学技士の就職状況は全体としてよい。求人数は求職数を上回っているといえよう。もちろん，条件のよい求人に対しては希望者が多く集まり，就職試験の競争は厳しいが，ぜいたくをいわなければ，就職できなくて困るということはない。

　今後しばらくはこのような状況が続くと予想される。その根拠を具体的に示せといわれると，確かな数字を示せるわけではないが，ここ数年の状況からそのように推測される。就職状況のプラス要因の一つは，臨床工学技士を採用する地方自治体の病院が増えていることである。国立大学法人の付属病院や国立病院機構の採用も増えている。もう一つのプラス要因は，医療機器による事故が最近，従来より多く報道されたために，医療機器の安全を確保するには医療機器の専門家が病院に必要だという認識が，再確認されつつあることである。マイナス要因は臨床工学技士養成施設が急増しつつあることである。将来どのような状況に落ち着くかを断言するには時期尚早であると考えられる。

4.5.1　企　　　　　業

　企業に就職した人の就職活動の感想を聞いてみよう。

　私は，臨床工学専攻にしては珍しく企業に就職します。現在病院に就職を希望しているクラスメートたちは臨床実習のかたわら就職活動を始めたところですが，私は一足お先にそれを終えてしまいました。いま忙しいみんなから見れば楽々コースに見えるかもしれないのですが，私の就職活動は前期の講義と学部実習，そして試験と同じ時期でした。面接の日とテストの日が重なったこともありました。ですからいくつも受けられる余裕はなく目標をしぼって活動するしかありませんでした。早い話，時間的にも精神的にもまったく余裕のない状態でした。
　医療機器会社二社の面接を受けました。一つはおもにラージME機器（放射線関係）を扱っている会社（A社）で，もう一つはモニタ関係やペースメーカ，人工呼吸器など放射線以外の医療機器のほとんどを扱っている会社（B社）でした（内定をいただいたのはB社です）。
　A社では臨床検査技師と診療放射線技師の資格を必要とする"エキスパート"という職種があり，会社説明会で臨床工学技士は募集しないのか質問したところだめなようだったので，一般の営業に応募しました。ところが後日，「"エキスパ

ート"で受けてみませんか」といわれ，その面接を受けました。しかし面接官ご自身が臨床工学技士についてあまりご存じない様子で，結局どんな資格なのか説明をした感じの面接になってしまいました。結果は不合格。まぁもともと臨床検査技師と放射線技師しかいままで採用してないんだし，臨床工学技士が知られてもいないのだから，「やっぱりだめか」と素直にあきらめることはできましたが，もうちょっと売り込みたかったなとは思いました。

さて，つぎは第一希望のB社ですが，こちらではすでに50人前後の臨床工学技士の方が働いているらしく，その点はA社に比べやりやすかったです。こちらには資格の必要な職種はなく，技術系か営業系の二つに分かれていて，私は営業系の面接を受けました。全部で3回あり，最後は社長を含む役員面接でした。

この3回共通して聞かれたことがいくつかありました。
（1） 私たちの専攻の去年の就職状況。
　　　臨床工学初の4年制の学校として興味をもたれているようです。
（2） なぜ企業に就職したいのか。
　　　クラスで一人だけということと，去年も一人しかいなかったことから，毎回聞かれました。
（3） 卒業研究ではどんなことをやっているか。
　　　第一希望にしていた会社からなんとか内定をいただき，私の就職活動は一段落しました。今回感じたことは，医療機器業界の中でも臨床工学技士をあまり知らない会社がまだあるということ。それと企業でも4年制を卒業する臨床工学技士に注目しているということです。ですから病院からはもっと…。これから就職活動するみんなもそんなプレッシャーをはねのけて希望どおりの進路に進めることを祈っています。

4.5.2 病院

このようにして努力の結果，就職が決まり，臨床工学技士として働くと，いろいろな経験を積んで成長する。働き始めてから何年か経った人はどう感じているだろうか。この人は病院で働いている。

臨床工学技士として働いて，4月で4年が経つ。四期生のみんな元気かなぁ？ こうやってCEニュースで卒業生と在校生がつながっているってステキなことだなあ。

私は14名の技士の中で，**心臓カテーテル検査，電気生理学的検査，ペースメ**

ーカ外来と植込み，補助循環（**IABP，PCPS，VAS**）操作管理，人工心肺操作，そして，機器管理業務を毎日ローテーションで行っている。学生実習も受入れているので学生さんといっしょに過ごす一日もある。昨年，体外循環技術認定士を取得。また，昨年は「ICD植込み患者の生活環境における電磁波調査の経験」という演題で体外循環技術研究会にて発表もした。今年は，小児体外循環業務を中心に勉強中。

　勤務は8：30〜17：30，土日休みが原則だが，当直制ではなくオンコール体制で，17：30〜翌日8：30と土日はポケベル当番（4日に1回）が緊急症例に対応している。

　一日の中で多くの時間を仕事に費やす。「仕事って楽しくなきゃ損!!」ってなるでしょ。休日を充実させることも大事だと思い，スキューバダイビングのライセンスをとって海に潜ったり（沖縄の海は最高！），エアロビクス（ストレス解消！）を始めたりしたけど，やっぱり仕事も楽しくなきゃってことになったんだよね。欲張ってもいいじゃない？　自分の興味あることを見つけて楽しく仕事をする。仕事が趣味みたいに楽しいって理想論でしょっていわれたことがあるけど，楽しく仕事をするには努力が必要だってことを忘れちゃいけない。楽しくないなら，楽しくない原因を取り除く努力を。

　私は，いまの仕事は毎日新しいことを経験して，学んで，面白い。最初は，自分にこの仕事は向いてないんじゃないかって悩んだこともある。向き不向きってあると思うけど，むずかしいよね。はっきりいってわからない。だからこそ学生の時にできるだけ視野を広げておきたい。情報網を大きく広げてってよく先生にいわれると思う。私もいわれたことを覚えている。でも，なにをすればよいのかわからなかった。本やネットを活用して知識を広げることはもちろんだけど，多くの人と出会って，多くの人の話を聞くことだといまは思う。あっ，こんなこともあるんだ。こういう考え方もあるんだ。私はこう思うな。この繰返しが視野を広げることにつながる。経験できないことを経験したことのように自分のものにしたら，向き不向きの仕事っていうのも少しわかって，「じゃあ，自分のやりたいことはなんだろう？」って考えたときに自分の引出しが多い方が見つかりやすいはず。レポートとテストに追われる毎日でも，多くの経験をすることを怠らないで。近くにスペシャリストがいっぱいいる環境だぞ。いっぱい話を聞いてみよう。

心臓カテーテル検査

　心臓カテーテル検査は，心臓病の診断のために，特に心臓手術前に最終的な診

断を下し，治療方針を決定するために必須の検査である．上腕動（静）脈もしくは大腿動（静）脈からカテーテルという細い管を心臓まで挿入して，心臓の中の圧力の測定や心臓の動脈（冠動脈）の造影などを行う．造影とは，X線が透過しにくい物質（造影剤）を血管内に注入してX線撮影を行うことである．造影剤がある部分はX線画像で黒く見えるので，他の部分とはっきり区別できる．冠動脈に造影剤を注入するためにカテーテルを挿入するのである．

電気生理学的検査

電気生理学的検査はいくつかの分野で行われるが，ここでは心臓の検査のことをいっている．カテーテルを心臓内に入れ，心臓の内側に電極を置く．この電極は心電計につながっていて，心臓内の心電図を測ることができる．こうすると，心臓内の電気の伝わり方の異常などを調べることができる．

補助循環（IABP, PCPS, VAS）

補助循環とは，心臓が弱ったりして，血液が体に十分流れない場合に，なんらかの方法で血液の流れをよくすることである．IABPはintraaortic balloon pumpimg（大動脈内バルーンポンピング）の頭文字をならべた略号である．バルーン（風船のようにふくらむもの）を付けたカテーテルを大腿動脈から挿入し，胸部下行大動脈（心臓から足の方へ向かう太い動脈）に留置して，心臓の動きとタイミングを合わせてバルーンを拡張させ，また収縮させる．PCPSはpercutaneous cardiopulmonary support（経皮的心肺補助）の頭文字をならべた略号である．大腿動静脈経由で人工心肺装置を接続し，心臓と肺の働きを助ける．VASはventricular assist system（補助心臓）の頭文字をならべた略号であり，人工心臓と呼ばれるものの一種である．左心房あるいは左心室から脱血し，上行大動脈へ送血する．

4.6 大 学 院

臨床工学技士の資格を得たからといって，ただちに就職しなければならないというわけではない．就職以外の道は大学院進学である．工学と医学の両方を学んだ人材は，いろいろな意味で貴重である．例えば，血液浄化装置の改良や新しいタイプの血液浄化装置の開発を行うには，工学と医学の両方の知識が必

要になるので，臨床工学を学んだ人は最適である．特に臨床経験を積んだ人は，身をもって装置の問題点を実感しているから，よいアイデアが浮かぶ可能性が高い．このような開発研究は，大学の学部の卒業研究でその一端を経験できるが，それでは時間も突っ込みも不足である．大学院に進んでさらに高度な知識を身につけ，本格的な研究に着手するのが，最もよい．付け加えると，2年間の修士課程だけでなく，さらに通常3年，医学系の場合は4年の博士課程に進んで，研究を続ければ一人前の研究者になれる．

　もう一つの例を挙げると，学部で臨床工学を学ぶ際に工学の一部を学ぶが，それは工学から見ればほんの入り口に過ぎない．工学のある分野に興味がわき，さらにそれを極めたいと思う人もいるであろう．そういう場合にも大学院が最適である．工学と医学の知識があると視野が広くなり，工学一辺倒の人にはできない発想がわいてくる可能性がある．逆に医学や生物学を極めたいと思う人もいるであろう．その場合には，学部で学んだ工学的な物の見方が，思わぬ時に役に立つ．

　臨床工学を学んだ人が進学する大学院は，先に述べたことからわかるように，非常に広い範囲に及ぶと考えられる．広すぎてすべてを尽くすことがむずかしいので，ここでは詳細に触れない．インターネットを活用して情報を集めるのも一つの方法である．表3.1で示した臨床工学技士学校・養成所の中の大学に大学院が設置されていれば，ほとんどの場合臨床工学に関する専攻あるいはコースがある．しかし，自分の希望することが学べるか，また研究できるかどうかはよく調べる必要がある．3年コースの専門学校を卒業した場合，大学院に入学するには3.1.2項の後半で述べたように，大学に編入学して大学卒の資格を得ればよい．最近では，所定の条件を満たせば，専門学校から大学院へ直接進む道もある．

　つぎに大学院に進学した人の感想を聞いてみよう．

　そもそも，私が現在の修士課程に進むことを決めたのは，大学4年の病院実習のときに，臨床で働くより研究のほうが自分に向いているという安易な考えから

でした。しかし，実際に大学院に入って感じたのは，研究するということのたいへんさでした。大学の卒業研究は，先生方に後押しされながらやる，どちらかといえば受身の研究でしたが，大学院ではほとんど自主性に任されており，研究テーマやプロトコル（protocol）を自分で考え，自分で行動を起こさなければ研究は進みません。また，研究を進めるうえでの物の見方や考え方も大学のときとはレベルが違うことを痛感しました。このように，大学院の研究にはハードな面がある一方で，押し付けられた研究テーマではなく自分のやりたい研究ができるという魅力や，研究によってなにか新しく発見したときの喜び，論文（paper）が仕上がったときの達成感もあります。このように，研究には魅力的な面もたくさんあることや，修士課程の2年間ではまだまだやり残したことがあるということが博士課程へ進学を決めたきっかけです。

博士課程の試験は，推薦だったのでそれほどたいへんだったという印象もなく，あっけなく博士課程への進学が決まったというのが正直なところです。しかし，進学が決まったからといって喜んでばかりもいられません。医療衛生学部出身の臨床経験もゼロに近い自分が臨床医科学群の「内科学Ⅳ（腎臓・血液系）」という医者だらけの研究室でどの程度までやれるかということ，博士課程を卒業すると企業・病院ともに就職しにくくなるといわれており，卒業後の進路がどうなるか現時点でまったく見えてこないこと，そのほかに私の場合は，博士課程の4年間の学費や生活費すべてを自分で工面しないといけないことなど不安なことを挙げればきりがありません。しかし，自分がやりたい研究をするために進む博士課程であるので，いままで経験したことのない動物実験などいろいろなことに前向きにチャレンジしていきたいと思います。また，博士課程は4年間あるので研究室にこもって研究ばかりするのではなく，臨床の現場にも行って視野を広げ，臨床で役に立つ研究をしていきたいと考えています。

4.7 専門認定

臨床工学技士の国家資格を取ってしまえば，後は経験を積むだけかというと，そうではない。臨床工学技士の業務は広い範囲にわたっているので，技士がその中で精通する専門領域をもつことが必要である。専門領域で十分な知識と経験がある臨床工学技士を増やすために，「学会」という専門家集団が臨床工学技士に対して「専門認定」を行っている。例えば，日本高気圧環境医学会

が臨床高気圧治療技師を認定している。臨床工学技士の国家資格をもち，3年以上高気圧酸素治療装置の操作および保守管理の経験を積んだ者に，認定試験の受験資格がある。ただし，受験資格はこれだけではなく，また，臨床工学技

表 4.1 専門認定士の概要

名　称	透析技術認定士	呼吸療法認定士	臨床高気圧治療技師
実施団体	透析療法合同専門委員会[*1]	3学会合同呼吸療法認定士認定委員会[*2]	日本高気圧環境医学会
受験資格			
臨床工学技士	2年以上	2年以上	3年以上
看護師	2年以上	2年以上	3年以上
准看護師　高卒	3年以上	3年以上	4年以上
准看護師　中卒	4年以上	3年以上	5年以上
その他の医療資格		理学療法士2年以上	
その他		医療機関の常勤者に限る	
試　験	有	有	有
指定講習会	有	有	有（基礎編と臨床編）
受験必須条件	指定講習会受講	指定講習会受講	指定講習会受講 日本高気圧環境医学会の会員（2年以上）
更　新	なし	5年ごと	5年ごと
名　称	体外循環技術認定士	臨床 ME 専門認定士	
実施団体	3学会合同試験委員会[*3]	臨床 ME 専門認定士合同認定委員会[*4]	
受験資格			
臨床工学技士	3年以上	2年以上[*5]	
看護師	3年以上	2年以上[*5]	
准看護師高卒	3年以上	3年以上[*5]	
准看護師中卒	3年以上	3年以上[*5]	
その他		臨床検査技師，診療放射線技師などの医療関係職種	
試　験	有	有（第1種 ME 技術実力検定試験）	
指定講習会	有[*6]	有	
受験必須条件	日本人工臓器学会の会員 症例30例以上		
更　新	5年ごと	5年ごと	

[*1] 日本腎臓学会，日本人工臓器学会，日本泌尿器科学会，日本移植学会，日本透析医学会が参加
[*2] 日本胸部外科学会，日本胸部疾患学会，日本麻酔学会が参加
[*3] 日本人工臓器学会，日本胸部外科学会，日本心臓血管外科学会が参加
[*4] 日本エム・イー学会，日本医科器械学会が参加
[*5] 厳密には受験資格ではなく認定条件である。この条件を満たしていなくても第1種 ME 技術実力検定試験受験は可能で，第1種合格の後，この条件を満たせば認定を受けることができる。
[*6] 体外循環教育セミナーおよび人工臓器学会卒後教育セミナーという名称である。

士だけが認定の対象ではない．これらの詳細は**表4.1**にまとめてある．

　認定試験に合格して臨床高気圧治療技師として認定されると，臨床工学技士の業務の中で特に高気圧酸素治療装置に関する専門家であると認められたことになる．一回認定を受けた後に高気圧酸素治療装置から離れてしまっては，認定の意味が薄いので，5年ごとに認定の更新が行われる．更新のおもな条件は講習会を受講することである．

　臨床高気圧治療技師を例にして専門認定を説明したが，このほかに専門認定は2005年現在，透析技術認定士，呼吸療法認定士，体外循環技術認定士，臨床ME専門認定士がある．これらの認定は，いくつかの学会が共同して構成する合同委員会によって行われる．認定試験の受験資格や更新条件などは似ているが，細かいところでは専門認定間で少しずつ異なっている．これらの詳細も表4.1に記載した．

　専門認定は学会が行うことであって国家資格ではないので，専門認定を受けなければ，その専門に関する業務に携われないということはない．臨床工学技士という国家資格さえあれば，生命維持管理装置の操作を行うことができる．例えば，臨床工学技士は透析技術認定士の認定を受けなくても，透析を行える．では，透析技術認定士になんの意味があるのかという疑問がわくだろう．その答えは，簡単にいえば，認定を受けた技士は透析が得意であることが保証されている，ということである．

　血液透析技士という国家資格を定めて専門分野を明確にするのは一つの方法であるが，血液透析技士は血液透析装置の保守管理はできても人工心肺装置の保守管理はできないということになっても困る．専門の細分化には一長一短があり，厚生労働省はこれ以上細分化した国家資格を定めず，専門認定によって細分化に対応する方針をとっている．専門認定を受けるのは，一つに限られているわけではない．一人の臨床工学技士がいくつも専門認定を受けてもかまわないのである．条件さえ満たせば，自分の得意分野を多くもつことは奨励すべきことである．

　臨床ME専門認定は，ほかと違う点がある．ほかの専門認定は臨床工学技

士となって実務経験を積んだ後に，認定試験を受ける資格が得られる。ところが，臨床ME専門認定の試験は第1種ME技術実力検定試験であって，この試験は，臨床工学技士の国家試験に合格していなくても，第2種ME技術実力検定試験に合格していれば受験することができる。つまり，学生時代に受験できるのである。これは，ほかの専門認定にはない大きな特色である。第1種ME技術実力検定試験は工学的にかなり高いレベルの問題が出題されるが，工学の学習は学生時代にするほうが楽である。現場は学校に比べて工学的知識を得る機会が少ない。ただし，第1種ME技術実力検定試験に合格したら，ただちに臨床ME専門認定が受けられるわけではないことに注意してほしい。臨床工学技士になって，医療機関（病院，診療所など）における2年以上の医療機器・システムおよび関連設備の保守点検・安全管理の実務経験を積んだ後に，認定が与えられる。

以下に，第1種ME技術実力検定試験を在学中に突破した人の体験を記しておく。

> ME 1種を知ったのは3年の時でした。自分の実力を試すという考えもありましたが，ME 1種に合格しておくと就職に有利かと思い，受験しました。特に，私は医療機器メーカに就職を希望しており，臨床工学技士としてメーカの開発部門に配属されるには，ME 1種は必要ではないかと考えていました。臨床工学技士の国家資格をもつことでME 1種の受験資格が得られますが，私はまだもっていませんので，3年次にME 2種に合格しなければ，ME 1種を受験することはできませんでした。
>
> いま考えてみると，ME 1種よりもME 2種の勉強の方が大変だったと思います。ME 2種の範囲には，3年次の段階では機器安全管理学などまだ講義を受けていない分野が多くありました。それを克服するために，直前に行われたME 2種の講習会を受講したり，過去問を解き，出題傾向を知ったりしました。そして，無事に合格することができました。
>
> 今回も講習会を受講しました。受講した結果，とても範囲が広く，出題内容が細部まで及ぶため，徐々に勉強を進めていかなければならないと思いました。しかし，実習のレポートなどでほとんど受験勉強に時間を割けないまま，月日はあっという間に過ぎました。そこで，第1回から第3回までの過去問を解き，解け

ない問題を徹底的に理解することにしました．ＭＥ２種と同様に，友だちととも に勉強しました．１人で勉強しないと能率が上がらない人もいますが，私はだれ かと勉強した方が能率が上がるようです．後は，いままで受けた講義や行った実 習の内容が頭のどこかに残っていることを期待して，受験しました．

　試験を受けてみると，過去問よりもむずかしく感じられ，自信をもって解けた 問題はほとんどなく，まさか合格するとは思いませんでした．合格を知ったとき のうれしさは，高校に合格したときに匹敵するもので，あまりにうれしく大声を あげ，隣のおばさんにうるさくて注意されました．直前に講義を受けた機器安全 管理学の問題が解けたのが，合格した要因かもしれません．

　合格して思ったのですが，忙しいこの時期に受験したことはとてもよかったと 思います．臨床で働くようになってしまっては，電気工学や機械工学など基礎的 な分野は，ほとんど忘れてしまい，解けなかったのではないかと思います．しか し，ＭＥ１種に合格していても国家試験に合格しないのでは，臨床工学技士には なれません．これからもがんばっていきたいと思います．

　最後に，この場を借りていっしょに勉強した友だちに感謝したいと思います， いっしょに勉強してくれてありがとう．

5

イギリスの臨床工学

　外国では臨床工学技士というものはあるのだろうか。名称は違うが，臨床工学技士に相当する職種はある。世界じゅうの国の臨床工学技士について詳しく述べるだけの知識はないが，筆者がなじみ深いイギリスと日本を比較してみよう。

　イギリスでは国家資格こそないが，物理学者，工学者，技術者が病院内で正規の職員として働いている。つまり，物理学あるいは工学が臨床の場に定着しているのである。初めに医療の現場に入って来たのは，イギリスでは医用物理と呼ばれる分野である。この分野は60年近い歴史をもち，医用物理という名前の付いた部門あるいは学科が10以上あり，すっかり確立している。もともと放射線治療とX線診断から出発したのだが，しだいに核医学，生体計測，超音波計測，コンピュータ関連を含むようになった。

　イギリスの医用物理部門の仕事は，放射線治療とX線診断という点で日本の診療放射線技師の仕事に似ているが，大きな違いが三つある。一つ目は，ここで触れたように，イギリスでは医用物理の範囲が広く，日本では医用生体工学に属すると考えられていることも，医用物理に含まれている。二つ目は，医用物理部門の中心スタッフが修士課程以上の教育を受けていることである。日本では，診療放射線技師も臨床工学技士も，これまでは3年制の専門学校が技術者養成の中心であった。三つ目の違いは，日本の臨床工学技士のおもな業務は生命維持管理装置の操作であるが，イギリスでは患者に直接触れる検査や治療にも関わり，機器管理を行うことである。

5.1 医用物理と医用生体工学

　歴史的には医用物理が先んじたが，医用生体工学に当たる分野がイギリスに

ないわけではない。ないどころか，立派な業績を挙げている。しかし，スタートが医用物理より少し遅れたので，スタート時点で，その領域に近い領域として医用物理がすでに存在しており，そこに取り込まれた形で成長した部分がある。例えば，医用電子工学などである。もちろん，場所によって歴史的な経過が異なるので，医用物理部門ではなく，医用生体工学部門が病院の中にあることもあり，そういう場合は，医用電子工学はその部門に含まれている。

イギリスの医用生体工学の中心の一つはバイオメカニクスである。歴史的には，結核患者が激減して胸部成形手術の需要がほとんどなくなったときに，整形外科医がつぎの仕事として上下肢に目を向け，人工関節，義肢装具などについて工学者と共同研究を始めたといわれている。もう一つ，変形性関節症などの発病率が日本より高いことも，バイオメカニクスの研究が盛んな理由であろう。

このような理由で，イギリスには医用生体工学という名前の付いた部門も病院内に多くあり，その仕事の内容は医用物理部門と重なっている部分が多くある。医用物理部門と医用生体工学部門がそれぞれ別々に，同じ病院内にあることはない。両者とも，物理科学あるいは工学を臨床に用いる点では共通しているから，かつては別であった学会も，現在では一つに統合されている。

5.2 シェフィールド大学医用物理臨床工学部門

シェフィールドは，ロンドンから急行列車で北へ2時間半ほどの距離にある人口53万人の都市である。シェフィールド大学には，イギリス最大の臨床工学関連部門の一つがあった。図5.1は，この部門がある病院の建物の写真である。残念なことに，この部門は最近，縮小傾向にあり，もはや最大とはいえないかもしれない。部門の正式な名称はしばしば変わるが，最も実態を表していたのは医用物理臨床工学部門（Department of Medical Physics and Clinical Engineering）であろう。

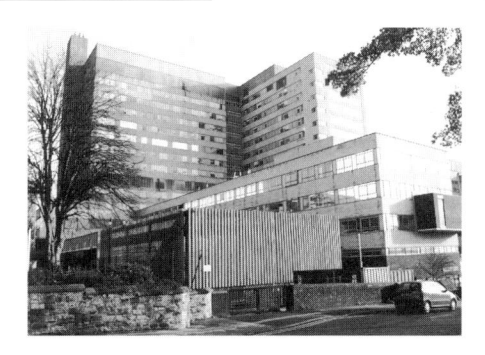

図 5.1 ロイヤル・ハラムシャ病院

5.2.1 部門の業務

この部門は研究・教育および臨床を担当している。研究と臨床が一つの部門で行われるのは,現場に密着した実用的な研究に適している。シェフィールド大学医用物理臨床工学部門の臨床サービスは ① 聴覚機能補助および検査,② 生体工学,③ コンピュータ・医用工学,④ 血管検査,⑤ 医療機器管理サービス,⑥ 核医学,⑦ 放射線治療物理,⑧ 放射線防護サービス,の8小部門に大別され,きわめて広い範囲をカバーしている。ときどき改組されて小部門の名前が変わるが,これは2003年5月に部門のホームページに掲載されていたものである(2005年11月現在,ホームページに詳しい情報は見当たない)。

それぞれの小部門の内容について少し説明しよう。「聴覚機能補助および検査」領域では,新生児の聴覚検査,聴覚の電気生理学的計測,**前庭機能検査**,補聴器のフィッティング,**人工内耳**の植込みなどを行う。「生体工学」と「コンピュータ・医用工学」には,**神経伝導速度計測**,脊椎手術時のモニタリング,眼科の電気生理学的計測,**膀胱電気刺激**,**動作解析**,**機能的電気刺激**,足圧計測,**リハビリテーション工学**,計算機技術などが含まれる。「血管検査」は**超音波ドップラー法**による**血流計測**を行う小部門である。「医療機器管理サービス」では文字通り医療機器の保守管理を行う。「核医学」のおもな業務は,体内の放射性同位元素の分布を**ガンマカメラ**で画像化して患者を検査することであり,「放射線治療物理」のおもな業務は,治療に用いる放射線の**線量**と照

射方法を計算によって治療前に求めることである。「放射線防護サービス」は，医療関係者や患者が不要な放射線を浴びないように保護する。

このように医用物理臨床工学部門で行っていることは，日本でいえば臨床検査技師，臨床工学技士，診療放射線技師の仕事を全部合わせて，さらに治療に関することを加えたものに相当する。診断治療で工学に関する部分をまとめて一つの部門に集中させるのは，効率的であり，よい方法である。診断治療のいろいろな分野で用いられる技術には，技術そのものや技術の根底にある考え方に共通する部分が多くあるからである。

この部門は大学の一部であると同時に，病院の一部でもある。こういうと，日本の大学付属病院では内科も外科もみなそうではないか，珍しくもないと思うかもしれないが，日本の大学付属病院とはかなり状況が違うのである。日本の国立大学法人付属病院は医学部も病院も同一の組織に属する。お金の出所は一つである。ところがイギリスでは，大学は日本でいえば独立法人であり，お金はおもに高等教育資金カウンシルから出ている（Higher Education Funding Council for England）。イギリスのこういう機関の名前はときどき変わるのでややこしいが，2005年11月にはこの名前であった。もっとややこしいことに，イングランド，スコットランド，ウェールズ，北アイルランドにそれぞれ同じ働きをする機関があり，それぞれ地域名が付いている。ところが，大学病院（university hospital）は，国民健康サービス（National Health Service）という，健康省の下部機関の管轄である。

この結果，医用物理臨床工学部門には，大学に雇われている人と国民健康サービスに雇われている人が混在している。大ざっぱにいうと，大学に雇われている人は，研究・教育を担当し，国民健康サービスに雇われている人は臨床を担当する。しかし，国民健康サービスに雇われている人でも，かなり多くの人が研究・教育を行っている。臨床業務と兼務する場合もあり，研究・教育が主である場合もある。

このような複雑さがあるので，部門の運営はむずかしい面があるが，イギリス人はなんとかうまくやっている。日本ではとてもこうはいかないだろうと思う。

前庭機能検査

　専門用語を使わずに前庭を説明するのはむずかしいが，おおざっぱにいうと，鼓膜よりも奥にある空洞で，角加速度と直線加速度の検出器が入っている。人間の体は，自分が傾いていることを察知できるが，この働きを平衡感覚という。前庭で検出される加速度から平衡感覚が生じる。前庭機能検査（前庭刺激検査ともいう）には，温度眼振検査や回転眼振検査などがある。温度眼振検査は，冷水や温水を耳に注入して前庭を刺激することで眼振（眼球の運動）を生じさせ，めまいの原因や平衡機能障害を調べる。回転眼振検査も同じ目的で行われるが，温度ではなく，体全体を回転させることによって前庭に刺激を与える。

人工内耳

　まったく耳の聞こえない人に，なんとか音を感じさせようとして開発された装置である。耳が聞こえない原因はいろいろあるが，蝸牛神経が健全な場合には，この方法が使える。マイクロフォンで集めた音を電気信号に変換し，内耳に挿入した電極によって電気刺激を加えると，神経に情報が伝わる。ただし，初めから「あ」という音が「あ」として聞こえるのではなく，人工内耳を植え込んだ直後は，なにか音が聞こえるという程度である。しかし，植え込んだ後に十分な訓練を積み，読唇術などの他の方法も併用すると，音がある程度わかるようになる。

神経伝導速度計測

　神経を電気刺激すると活動電位が生じ，これが神経を伝わる。伝わる早さが神経伝導速度である。ある点で神経を刺激し，そこから離れた点で活動電位を測定して，刺激を加えた時刻から活動電位が現れるまでの時間（これを潜時という）を求める。刺激した点と測定した点の距離によって潜時が異なるから，離れた二点で刺激を加え，その二点間の距離を潜時の差で割り算すると，伝導速度が得られる。潜時を求めるときには，神経につながっている筋の活動電位を測定することもある。

膀胱電気刺激

　脊髄損傷患者の大きな問題の一つは，失禁や排尿障害である。これらの問題を解決するために，膀胱，あるいは膀胱を支配しているいくつかの神経を電気刺激することは，1950年代から試みられ，いろいろな方法が提案されたが，十分に

成功しなかった。最近では，一部の神経を切断した上で仙骨神経を刺激する方法がよいといわれ，ヨーロッパでは1400例以上の臨床例があり，アメリカの食糧医薬品局（FDA）も認可を与えた。

動作解析

運動解析ともいう。人間の手，足，体の三次元的な位置を検出し，時間とともに位置がどのように変わるかを調べる。障害や疾患があると，動作に正常者との差が生じる。その差を診断に役立てたり，リハビリテーションなどの治療の効果判定に用いたりする。位置を検出するには，対象部分に反射球やマーカーをつけて赤外線カメラやビデオカメラで撮影する方法，磁気センサによる方法などが用いられている。

機能的電気刺激

脳血管障害や脊髄損傷などで運動ができなくなったときに，神経や筋を電気刺激して失われた運動機能を回復する方法を機能的電気刺激という。厳密にいえば，横隔神経電気刺激による人工呼吸なども機能回復であるから，機能的電気刺激に含まれるが，最近では機能的電気刺激といえば，運動機能に関する電気刺激を指すようになった。臨床でも使われているが，まだ研究して解決すべきことが多い。

リハビリテーション工学

視覚や聴覚に障害があったり，手足が不自由だったりする方々のリハビリテーションを支え，豊かな生活が送れるように支援するために，工学技術を応用した道具，機器，装置，システムを開発し，個人に応じた適用を図るのが，リハビリテーション工学である。具体的な例としては，車いすの改良や目の不自由な方がパソコンを使えるようにする支援機器などがある。

超音波ドップラー法による血流計測

動く物体に音波をあてると，物体が遠ざかっていれば元の音より低い音が，近づいていれば高い音が反射される。これをドップラー効果というが，音の周波数を測れば，動きの早さがわかる。この原理を利用して血流速度を測定するのが，超音波ドップラー法による血流計測である。超音波は周波数が高くて人間の耳には聞こえないが，音波と同じ性質をもっており，血液の中の赤血球で反射される。

ガンマカメラ

　シンチレーションカメラあるいはアンガーカメラとも呼ばれる。シンチレーションを利用してガンマ線を検出し，画像化する装置をアンガーという人が発明したので，このような名称が用いられるのである。X線検査は外部から放射線を照射して，その吸収差を画像として表示するが，核医学検査では，放射性同位元素をつけた薬品を体内に投与して，放射性同位元素から発生するガンマ線を計測し，薬品の集まり具合と時間的変化を画像化する。X線検査が形の変化をとらえるのに対して，核医学検査ではおもに生理学的な情報を得ることができる。ヨウ化ナトリウムなどはガンマ線が当たると光を発生する（この現象をシンチレーションという）ので，この光を光電子増倍管で検出・増幅して画像化する。簡単にいえばこうなるが，シンチレーションカメラにはいくつもの巧妙な仕組みが用いられている。最近ではシンチレーションを用いず，半導体で直接にガンマ線を検出するガンマカメラも開発されている。

線　量

　放射線の強さを表すのが線量であり，吸収線量，照射線量，等価線量などがある。物質が放射線から吸収したエネルギーが吸収線量である。照射線量は直接測るのがむずかしいので，空気の吸収線量を照射線量とする。放射線の種類が異なると，吸収線量が同じでも放射線によって生じる生体の反応が変わるので，放射線の生体に及ぼす影響を共通の尺度で表すために考えられたのが，等価線量である。等価線量は吸収線量に係数を乗じて求められる。

5.2.2　教　育　体　制

　日本では最近ようやく4年制の大学で臨床工学技士や診療放射線技師の養成をするようになり，病院も大学卒業者を雇用するようになった。臨床工学技士や診療放射線技師が学ぶ大学院もできたが，修士課程修了者を雇う病院はまだまれであるのが現状だろう。ここが，イギリスと大きく違う点である。

　イギリスでは，医用物理や医用生体工学の教育は修士以上の課程で行われてきた。学部では電子工学や生物学などそれぞれの専門を学び，境界領域として医用物理や医用生体工学を修士で教育しようというのが，イギリスの考え方である。もちろん，この考え方だけが正しいわけではない。アメリカでは学部レ

5.2 シェフィールド大学医用物理臨床工学部門

ベルで医用生体工学の教育を行っている．しかし，足場となる分野をしっかり固めてから範囲を広げるというイギリス流の考え方は，一つの見識であろう．しかし最近は，イギリスでも学部で医用物理の教育を行い始めている．

シェフィールド大学を取り上げて，修士課程の内容を少し具体的に説明しよう．医用物理臨床工学部門が担当しているのは，MSc in Medical Physics and Clinical Engineering という修士課程である．イギリスの自然科学系の修士は，マスターオブサイエンス（Master of Science 略して MSc）と称する．「専門家のための修士号」と題する，この課程の紹介文がある．課程についての基本的な考え方がよくわかるので，全文の日本語訳を示そう．

臨床の場で高度な技術を扱い，また開発することが，医用物理学者と臨床工学者の役割である．シェフィールドの医用物理臨床工学修士課程は，物理科学または工学の学士のための職業教育コースである．その目的は，健康産業で専門家として働くために必要となる，問題解決と個人間のコミュニケーションの技能を身につけることである．このコースによって，医学における物理と工学を広い範囲にわたって総合的に学ぶことができる．特に，問題解決に物理的な原理を適用することが強調されている．成績の評価は，実際に働くときに用いられる方法と同様な方法（レポート，発表，討論）で行われる．コースはこのようにできているので，将来，病院で働く場合にも健康産業で働く場合にも適している．また，このコースは物理学や工学を医学に応用する博士課程の学生にとって，適切な足がかりである．

シェフィールドの医用物理臨床工学部門は，イギリスに古くからある，トップクラスの部門の一つである．この部門は大学の学科であり，また同時に病院の健康サービス部門でもあって，サービス，研究，開発を行う．それらはすべて，シェフィールドの主要な教育病院の診療で要求されることに応えるものである．その結果，革新的な研究，教育，健康管理環境が生まれ，最高の診断と治療が患者に提供される．我々の博士課程および学位取得後の研究プログラムは国際的評価を得ており，工業界との強い結びつきによって技術移転が保証さ

れている。

　修士課程に入学する学生は，学部のときに物理科学あるいは工学で優秀な成績を修めていることが必要である。状況によっては，他の学士号をもっている学生が入学を許可されることもある。

〔1〕 1年間の修士課程

　表5.1にシラバスを示した。このシラバスを見るとわかるように，医用生体工学のほとんどをカバーする，きわめて充実した修士課程である。日本の修士課程と比較すると，講義がかなり多く，研究に費やす時間は少ない。

　これだけの教育を行う期間が1年間なのにはびっくりさせられる。じつは，イギリスでは多くの修士課程が1年間なのである。日本の大学院の感覚ではちょっと考えられないが，講義や実験の密度が高く，カリキュラムが効率的に作られているから，1年間でもなんとかこなしているようである。もちろん，学生にとっては相当きつい。

　シェフィールドではなく，他の大学の医用生体工学修士課程で見聞きしたことだが，学生のほとんどが電子工学の講義についていけず，講師と相談して理解する方法を探そうと学生間で話し合っていた。しかし，うまい手は見つからなかったようであった。

　1年間でこれだけ中身の濃いことをやり遂げるのは，正直なところ無理があるのではないかという感じがするが，学生にとっては，2年間より1年間の修士課程の方が魅力的なようである。学生は1年でも早く修士号という資格を得て，学士より有利な条件で職を得たいと考えている。

　しかし，日本人がイギリスの大学の修士課程に入った場合には，英語というハンディキャップがあるから，よっぽどがんばらないと落後する恐れがある。入学する前に，英語を聞いてノートを取り，英語の本をある程度の早さで読みこなし，英語でレポートを書く能力を付けておく必要があるだろう。英語でノートを取るというのは，なかなかむずかしい。英語を聞き取ることに集中すると書けなくなり，せっせと英語で書いているとその間に話が先へ進んでしまう。

5.2 シェフィールド大学医用物理臨床工学部門

表5.1 医用物理臨床工学修士課程のシラバス

モジュールA　生体システム
A1　倫理，経済，その結果 (2コマ)
A2　生体の構造と機能および疾患
　　A2-1　解剖学概論 (8コマ)
　　A2-2　生化学概論 (4コマ)
　　A2-3　生理学概論 (12コマ)
　　A2-4　ヒトの疾患，障害，外傷 (12コマ)

モジュールB　データ解析
B1　実験計画 (4コマ)
B2　データ収集 (9コマ)
B3　数学的手法 (11コマ)
B4　統計的手法 (8コマ)

モジュールC　生物学的作用
C1　危険の認知 (1コマ)
C2　細胞障害のメカニズム (3コマ)
C3　非電離放射線：レーザ (2コマ)
C4　非電離放射線：超音波 (2コマ)
C5　安全限界 (2コマ)
C6　線量および曝露計測。診断と保護における標準と品質保証 (4コマ)
C7　電離放射線：放射線治療 (6コマ)
C8　音 (2コマ)
C9　電磁放射線 (4コマ)
C10　生体適合性，人工臓器，移植組織 (6コマ)

モジュールD　画像生成と解析
D1　画像形成の理論 (10コマ)
D2　画像生成 (12コマ)
D3　情報としての画像 (8コマ)
D4　品質保証 (2コマ)
D5　画像の表示と記憶 (4コマ)

モジュールE　生理学的計測
E1　生理学的信号源としての体 (8コマ)
E2　生理学的信号の取得 (16コマ)
E3　誘発反応 (8コマ)

モジュールF　人工器官と装具
F1　生体システムの力学 (13コマ)
F2　人工臓器と人工器官の機能と技術設計 (14コマ)
F3　障害とリハビリテーション (3コマ)

数学の既習歴
　コースの学習は，学部で物理あるいは工学を学んだ学生が修得するレベルの数学になじんでいることを前提とする。必要な数学の訓練を受けていない学生には，ガイダンスが用意されている。

表 5.1 （つづき）

見 学
　モジュールごとに関連部門を何回か訪問し，それぞれのモジュールで教えられることの実際的な応用について見学する．訪問ごとに詳細な指示があり，レポートを提出しなければならない（通常はプレゼンテーションの形式をとる）．

実 習
　見学とともに多くの実習を行い，臨床で用いられている多くの技術を学生が実際に経験する．ドップラー超音波，インピーダンスイメージング，画像処理，放射線治療計画，神経伝導速度測定，足圧分布測定など．

演 習
　それぞれのモジュールに関連した演習がある．

プレゼンテーション
　すべての学生は学期ごとに，見学やその他のトピックについて数回のプレゼンテーションを行う．

〔2〕 シェフィールド滞在記

　話が本題からそれるが，筆者の研究室のスタッフが，1998年9月から1年間シェフィールドの医用物理臨床工学部門に滞在して研究を行った．以下はその体験記である．臨床工学ばかりではなく，イギリスという国の様子もうかがえると思う．

　昨年夏から英国（イギリス）に単身赴任をして，はや半年が経ちました．その間，英国のさまざまな生活様式（文化）の違いをまのあたりにしてきました．ここでは，私の目から見た英国像をお伝えしたいと思います．
　私が滞在している所は，シェフィールドという都市で，英国では5番目の大都市です．以前は鉄鋼産業が主産業でしたが，映画「フル・モンティー」で描かれたように最近は衰退し，現在は大学が主産業であるかのようにいわれています．シェフィールドには，シェフィールド大学とシェフィールドハーラム大学という二つの大学があります．私は，学生総数1万6千人のシェフィールド大学で仕事をしています．学科は，医用物理臨床工学科で，大学教員，研究員，医療エンジニアなど，総数100名を超えるスタッフが働いています．この学科は，大学と大学病院の共同組織であり，多くの人々が医療サービスに携わっています．
　まず最初に，大学生のキャンパスライフについてです．大学には，講義教室，研究室，食堂，売店があるだけでなく，英国の居酒屋である「パブ」や「クラブ」（ディスコ）があります．それぞれの料金も格安で，ビール1パイント（中ジョッキ）350円，クラブ一晩600円程度です．授業が終わった後にパブで一杯

やり，朝2時までクラブで踊るということができます。特に週末のクラブは，悩殺ドレスを着た女学生や「万歳」はちまきを巻いたKARATEマン，時代劇で見るような着物＋かつらを装った女学生も出没する，というように，独特の盛り上がりを見せます。こうやって書くと，こちらの学生が遊んでばかりいるような印象をもつかと思いますが，日中は勉強もしっかりやります。学期末試験は結構厳しいらしく，めちゃくちゃ試験勉強するらしいです。要は，勉強と息抜きの切り替えが大変うまいのだと思います。また，英国の大学進学率は1割程度で，大学卒業＝就職有利でもないので，本当に勉強がしたくて入学する学生がほとんどです。

つぎに，英国人の生活は，なんといっても住環境が大変恵まれています。国の政策だと思うのですが，たいていの人は自宅を所有できます。日本と大きく違うところは，古い物を徹底して大事に使うことを重視することです。こちらでは，築100年といった物件もざらにあります。ですので，中古物件がほとんどです。そのかわり，家主が時間をかけてリフォームしています。このような住環境のせいか，ホームパーティーが結構盛んに行われているようです。それも，参加者が各自，酒やつまみを持参するので，たいへん安く楽しめます。基本的に，英国人はお金をあまり使わないで楽しむことがうまいと思います。また週末になると，食料をもってハイキング，バーベキュー，ピクニックなどに繰り出す人が多いです。

さて，悪名高い「英国料理」ですが…。確かに，「これはうまい！」という料理には当たったことがありません。基本的に英国人は，食に対するこだわりがあまりないようです。ただし，紅茶，デザート，ビールにはこだわりを感じます。ビールを飲む場所として，英国文化に欠かせないパブがあります。パブは，一般の英国人の「憩い」と「社交」の場です。日本のコンビニのように，いたる所にパブがあります。英国のパブは，日本の居酒屋のように「お通し」を取られたり，食べ物を頼む必要がありません。自分でカウンターに行って注文し，商品と引き替えにお金を渡します。かかる費用はこれだけです。ビールは1パイント350〜400円程なので，まさにコーヒーを飲む感覚です。

なんだか遊びに関することばかり書いてきましたので，医療制度と福祉について触れます。英国では，「命に関わること」を最重要項目と考えているようです。逆にいうと，それ以外はお粗末なことも多いです。英国の健康保険（NHS）は，短期滞在の外国人以外はだれにでも適用されます。しかも，保険料も治療費もすべて無料です。たとえ失業していても，ホームレスでも医療を受けられるそうです。ただし，その弊害はあります。医療費削減を強く迫られているため，保

険を使った医療ケアが日本よりも少しお粗末らしいです。また大病院では，生命に危険がある患者さんを優先的に処置していくため，単純な骨折で病院に行っても，「いま，検査予約が一杯なので半年後に来なさい」という笑い話のようなこともあるそうです。さらに，癌に対するとらえ方が「すぐに死なない」，「莫大な医療費をかけても治癒しがたい」ことから，癌患者の治療優先順位が低く，手遅れになるケースが多いようです。ただし，私費であればすぐに最高の医療ケアが受けられます。

　英国の失業保険は，一度でも正規に働いて税金を払ったことがあると，つぎの職が得られなければ定年時期までもらうことができます。ですから，失業して働かなくても生きていけるのです。保険料も無料です。定年になっても，今度は年金が死ぬまで支払われます。この制度にも弊害があって，新卒の若者が定職を得られず住所不定となった場合は，健康保険以外はなんの保護も受けられません。その結果として，町では中高年ではなく，若者のホームレスを見かけます。これらの保険は，すべて国の税収でまかなわれているため，税金は高いです。ちなみに，付加価値税（VAT，消費税）は，17.5％です。ただし，総税率は日本と同じくらいなので，日本よりは税金が有効に使われているような気がします。

　最後に，研究環境について述べます。私のいる学科では，研究スタッフのほかに，博士課程の大学院生が27人もいます。ほとんどの学生は，一人暮しするのに十分な奨学金をもらっているため，研究に集中できます。また，かなりの数の学生が一度就職し，医療工学の研究に興味をもって退職してきているせいか，意欲的に黙々と研究し，口々に「楽しい」といいます。日本の場合は，一度社会に出ると「学ぶ機会」が極端に制限されてしまいますが，学びたい人には，いつでも国が積極的に支援するという姿勢はうらやましいと思います。学科には医療機器開発部門があり，研究部門で有効な結果が出ると，医療現場で使用できる医療機器がそこで開発されます。若い学生の意欲的なアイディアとベテラン技術者による具体化，さらにそれらを指揮する研究スタッフというチームワークで，多くのパイオニア的技術が生まれています。

　以上，長々と書いてきましたが，なにかの参考になれば幸いです。

6

臨床工学の本質と
臨床工学技士の将来

　多くの方の賛同を得られるかどうかわからないが，私の考えでは，臨床工学技士の最終的な目標は，医学の中の工学的な部分について全責任を負うことである．生命維持管理装置のオペレータにとどまっていてよいのではない．病院の副院長の一人は臨床工学技士というのが，理想的な姿であろう．それほど工学は医学にとって重要なのである．

　医学と工学のかかわりの具体的な例は，これまで述べてきたことで十分に理解できたと思う．表に現れている結びつきだけではなく，じつは医学と工学には本質的に共通することがある．

6.1 工学と医学

6.1.1 診断と治療

　臨床医学を一言でまとめれば，診断と治療である．診断とは，患者の症状から患者の病気がなんであるか判断することである．症状はデータを集めることで明らかになるが，そのデータは昔ながらの方法では，問診，視診，聴診，触診，打診などで集められる．こういった昔ながらの方法は，いまでもきわめて役に立ち，軽く見てはいけないのだが，ここではその話に深入りしないことにしよう．現在は，昔ながらの方法に加えて，工学的な技術が多く用いられている．このことはすでに述べているので，詳しく説明する必要はないと思うが，例えば，血液や尿の検査，X線画像撮影，心電図計測などである．

　集めたデータを調べると，体のどこにどのような異常があるのかがわかる．ただし，口でいうのは簡単だが，この判断はむずかしい場合もある．必要なデ

一夕がなにかということは，あらかじめわかっているわけではない。症状が似ている病気もあって，区別がつきかねることもある。実際にはいろいろなことがあるが，肝心な点だけ取り出せば，診断とはこのようなものである。

治療とは，診断の結果に基づいて，病気を治す方法を講ずることである。その方法には投薬，手術，リハビリテーションなどがある。もちろん決定的な治療法がない場合もある。治療についても工学的手法が研究され，そのいくつかは実際に用いられている。

いまの本題からはずれるが，いくつか例を挙げると，まずドラッグ・デリバリ（drug delivery）は，薬を飲んだり注射したり点滴したりするこれまでの投薬法を改良しようとするものである。体内の薬の濃度は，高すぎれば副作用が出るおそれがあり，低すぎれば効かない。最適な濃度を長時間保つことが望ましいが，これまでの方法ではそれは無理であった。体内に入れたカプセルから徐々に薬を放出して，最適濃度を保つにはどうしたらよいかという研究が進められている。

また，体の悪いところにだけ，薬を集中させる方法の開発も行われている。手術の侵襲をできるだけ少なくするために，大きな切開を行わず，内視鏡で体内をのぞきながら手術する方法がすでに用いられている。その一方で，働かなくなった臓器をすっかり取り替えてしまう人工臓器も開発されている。

6.1.2 計測と制御

さて，工学には診断と治療にぴったり対応する概念がある。それは計測と制御である。計測はガリレオの昔から，科学の根本であるといわれてきたが，計測そのものが体系的に研究されたのは比較的新しい。工学部に計測工学科ができた時期を考えると，そのことがわかる。目的の量をどうしたら正確に計れるかというのが計測工学の主要な課題だが，それには，それぞれの量に対する計測法の工夫とともに，多くの計測法に共通する問題点を解決しなければならない。その問題点は，例えば測定値に含まれる誤差や測定値に加わる雑音である。誤差の程度がわからなければ，測定値がどのくらい信用できるのかがわか

らない。誤差が大きければ，それを減らすために測定法を改良する必要も出てくる。雑音の性質がわかれば，その性質を利用して測定値に処理を加え，雑音を除くこともできる。このように，計測はその後の解析とも密接に結びついているのである。

　このような計測工学の考え方は，診断にそのまま応用できる。前にも述べたが，計測法自体も工学の医学への応用であるが，それよりも重要なのは，考え方が一致することである。考え方が同じならば，広い範囲にわたって，工学を医学のために用いることができる。診断のためのデータに計測工学の考え方を適用して，データを十分に活用し，診断をさらに正確にすることも可能である。

　ただし，計測工学の考え方をすべてそのまま使えるかというと，そうではない。データの性質が違うから，考え直さなければならない点も多い。一つだけ例を示せば，生体から得られるデータには10％の誤差があることが珍しくない。工学的な計測で10％も誤差があったら使いものにならないが，生体計測ではいろいろな制約条件があって，それ以上正確に測れないのである。

　工学におけるデータ解析は，医学ではデータに基づく病気の診断に当たる。この部分も数学的理論が応用できるが，いまのところ医師に代わることができるほどにはなっていないので，ここでは省略しよう。

　治療は制御である。制御とは，目的の値（目標値）になるようになにかを操作することである。目的の値は，室温のように一定のこともあり，船の航路のように時間とともに変わることもある。実際の値が目標値からはずれると，目標値に等しくなるように，室温ならば空調を働かせ，船ならば舵を切る。これは治療と同じである。人間の体のどこかが正常な状態からはずれたときに，元に戻すのが治療である。胃が痛めば胃薬を飲ませ，傷があれば縫い合わせる。外見こそ違うが，治療と制御の本質は同じである。

　制御工学で重要なことは，目標値からのずれをできるだけ小さくするにはどうすればよいか，目標値に戻す早さを早くするにはどうすればよいか，戻そうとすることがかえって不具合を生じるのを防ぐにはどうすればよいか，などであ

る。この考え方は，投薬治療や人工呼吸などではそのまま使える部分が多い。

　制御を行うには計測がどうしても必要なことに，もうお気づきだろう。正常値からのずれを知るには，体内の薬の濃度や炭酸ガス分圧を知らなければならず，それには計測が不可欠である。また，計測しただけでは患者の役に立たない。制御して正常値に復帰させなければ，患者にとっては意味がないのである。計測と制御は対になる考え方であり，数学的な扱いも同じになることを1960年代にカルマン（Kalman）が発見した。

　計測や制御という考え方をもち出さなくても，診断や治療はこれまで行われてきた。しかし，工学的な考え方をもち込むと，定量的な扱いが可能になり，精密化することができる。また，従来は解決できなかったことを解決したり，これまで見逃してきた問題点を発見したりすることができる。このように医学と工学は本質的に共通する部分があるので，工学を医学の本質的な部分にもち込むことが可能であり，またそうすることに意味がある。医学と工学の境界領域は一般に医用生体工学と呼ばれていることは，2.1節ですでに述べたとおりである。

6.2　臨床工学技士のもつべき思考法

　臨床工学技士が理想像に向けて成長していくために必要なことはなんだろうか。日常業務を十分にこなせるだけの知識と技能を備えていなければならないのはいうまでもないが，それだけではオペレータの域を脱することがむずかしい。なによりも必要なのは，工学的な思考法であろう。工学的な思考法はいろいろあるが，臨床工学技士として必要なものを挙げれば，定量的，因果的，効率的，システム的などになるのではなかろうか。それらについて簡単に説明しよう。

6.2.1　定　量　的

　数値で表せるものは数値で表す。これはきわめて重要である。人間の主観で

とらえられることに価値がないのではない。そのほうが定量的，客観的なことより意味があることもあるが，それとは別に，測れる物は測って，だれでも利用できる形にしておくのが工学的な立場である。ただし，その際に，その数値に誤差がどのくらい含まれるか，どのような条件の数値であるかを明確にしておくのが，工学の真髄である。これを忘れて，数値だけ一人歩きさせるのは最も大きい弊害である。

いまの学生を見ていると，教えなければ，表示された電卓の数値すべての桁を書き写す。測定データには誤差があるから，それを用いて計算した結果に意味があるのは，多くの場合せいぜい3桁であることを理解していない。

6.2.2 因　果　的

すべてのことに原因があって，結果が生じることを肝に銘じるべきである。ある問題が生じたときに，問題を解決することだけを考えて，なぜその問題が起きたかを追求しようとしなければ，問題の再発を防げない。

パソコンを使っていると，因果的にものを考えることを忘れていくのではないかと思うことがある。最近のパソコンのプログラムはすべてお仕着せである。自分でアプリケーションプログラムを書くことは皆無といってもいい。アプリケーションを走らせていてトラブルが生じると，マニュアルを読んで理解して原因を突き止めるというわけにはいかないことが多い。自分で書いたプログラムなら，中身がわかっているから考えようがあるが，中身がわからないプログラムを相手にして，よくわからないマニュアルを頼りに原因を考えるのは，きわめてしんどい。仕方がないから，だいたいの見当をつけて，試行錯誤を繰り返すことになる。マニュアルにきちんと書いてないことも数々あるから，これしか方法がないこともある。そうすると，理由はよくわからないが，こうやったらうまくいった，で終わりになる。

臨床工学技士はこれでは困るのである。人の命に関わることを試行錯誤するわけにはいかない。物事を理詰めに考えて，問題の起きた原因を突き止める姿勢を身につけなければならない。

急いで付け加えるが,臨床の現場では命に関わるがゆえに,原因追及を後回しにして,問題解決を図らなければならないこともある。人工心肺のポンプが動かなくなったら,故障の原因を考える前に,新しいポンプをもって来るなりなんなりして,とにかく人工心肺を動かさなければならない。臨機応変も臨床工学技士に必要なことである。しかし,急場をしのいだら,必ず故障の原因を解明しなければならない。なんとかなったからいいやでは,エンジニアではない。

6.2.3 効　率　的

エンジニアのもう一つの特徴は,金勘定をすることである。理学者には見られない特徴である。エンジニアは納期と費用を抜きにして物を考えることはない。どんなに性能のよい機械でも,完成が納期に遅れたり,価格が高すぎたりすれば,使うことができないからである。医療機器も機械であるから,同じ観点が必要になる。この診断や治療にあの機器を使うのは時間やお金の点で効率的か,と考えるのが臨床工学技士であるべきである。効率という考え方は,命の尊さを重んじる医学と合わない面があるが,限りある資源をすべての人のために使うには,効率を無視することができない。この問題は今後,十分に議論する必要があろう。

6.2.4 システム的

臨床工学技士が身に付けなければならない思考法の中で特に強調したいのが,システム的ということである。システムというのは,なんらかの目的を達するために要素を結合させたもので,結合によって要素単独では存在しなかった性質が現れることが特徴である。

人は明らかにシステムである。人を,呼吸器系,消化器系などと分けても,それらはなおシステムである。したがって,システムである人の治療に携わる臨床工学技士は,システムを扱うための思考法を駆使してシステムを理解しなければならないことはいうまでもない。

生体ではシステム的観点が非常に重要なことを，二つの例によって示そう。分子生物学が発展して，**遺伝子**によってタンパク質が合成され，いろいろなタンパク質の働きによって**代謝**や運動などの機能が果たされることがわかってきた。ある遺伝子がどのような機能と関係しているのかを調べるために，その遺伝子が働かないように操作したマウス（ノックアウトマウス）を作ることが，実験の方法として用いられる。

ところが，生命現象にどうしても必要だと思われる遺伝子をノックアウトしても，そのマウスはまったく正常に見えたり，予想とは異なる結果を示したりすることがある。この現象はシステム的観点がないと理解不能である。遺伝子という要素だけに着目して考えるならば，ある遺伝子が働かなくなれば，その結果が必ず現れなければならないことになる。しかし，生体は要素が結合したシステムであり，要素の性質を足し合わせた以上の性質をもっているから，遺伝子をノックアウトしても予想通りの結果にはならないのである。このようなノックアウトマウスの実験結果から，ある遺伝子が働かなくなっても生体システムはそれを補ったり（代償），同じ働きをすることができる遺伝子がいくつかあったり（冗長性）することが推測される。

遺伝子は生体の中でシステムが働いている例であるが，生体に対して治療を行うときにもシステム的観点が不可欠である。医療機器が単一で使われることはまれで，いくつかの医療機器やパソコンなどが同時に用いられ，それを使う側も医師，看護師，臨床工学技士などいろいろな職種がかかわる。したがって，医療の安全を確保するには，個々の要素の安全性だけでなく，医療の現場をシステムとしてとらえてシステムの安全性を考えなければならない。

例えば，停電などで電力が供給されなくなったとき，それによってパソコンが動作しなくなり，その結果パソコンにつながっている医療機器が致命的な誤動作をする，という可能性もある。医療機器自体は非常用電源によって動作するように対策が施されていても，パソコンのことを忘れていては片手落ちになりかねない。

また，医療機器を使う人間は完全無欠ではないから，必ずミスを犯す。ミス

を犯しても重大事故に至らないように機器を設計することが理想的である（フェイルセーフ）。ミスを犯すことができないように，機器を設計するという方法もある（フールプルーフ）。例えば，医用ガスの配管端末と人工呼吸器をつなぐときには，人工呼吸器の酸素ホースの接続部分は酸素の配管端末にしかつなげないようになっている。余談になるが，そうしておいても配管の大元に供給するガスを間違えたために事故が起きたことがあるから，100％の安全を達成するのはむずかしい。

つぎに，システムの重要な性質である線形性，フィードバック，最適性と，システムを解析するのに欠かせない道具であるモデルについて説明しよう。

遺伝子

デオキシリボ核酸（deoxyribonucleic acid, DNA）という物質の一部が遺伝子（gene）として働く。そのおもな働きは自己複製とタンパク質合成である。細胞は死滅するが，DNAによって同じ性質をもつ細胞が複製され，一生の間同じ体が保たれる。また，親から子へ同じ性質が伝えられる。DNAはmRNAを合成し，mRNAの情報に従ってタンパク質が合成され，タンパク質によって体内のさまざまな機能が制御される。ヒトの遺伝子は3万個強あり，その全体をゲノム（genome）と呼ぶ。

代　謝

細胞は化学反応によってタンパク質などの化合物を産生したり，分解したり，酸化したりする。この際に，エネルギーの出入りがある。このような複雑な化学反応全体を代謝という。例えば，ヒトが生きていくためには，呼吸によって酸素を取り込み，炭水化物などを分解してエネルギーを得る必要がある。これは基礎代謝と呼ばれる。

---

〔1〕 線　形　性

最も簡単な例で数式を使って，線形とはどういうことか説明しよう。

$$y = ax \tag{6.1}$$

で表される直線は線形である。$x = x_1$のときのyをy_1とすると，式 (6.1) によって

6.2 臨床工学技士のもつべき思考法

$$y_1 = ax_1 \tag{6.2}$$

と表される。同じように，$x = x_2$ のときの y を y_2 とすると

$$y_2 = ax_2 \tag{6.3}$$

と表される。したがって

$$y_1 + y_2 = ax_1 + ax_2 = a(x_1 + x_2) \tag{6.4}$$

となる。一方で，$x_1 + x_2$ のときの y の値を y_3 とすると，$x_1 + x_2$ を式 (6.1) に代入して

$$y_3 = a(x_1 + x_2) \tag{6.5}$$

となる。式 (6.4)，(6.5) から

$$y_3 = y_1 + y_2 \tag{6.6}$$

という結果が導かれる。つまり，x_1 のときの y の値と x_2 のときの y の値を加えると，$x_1 + x_2$ のときの y の値になる。これを重ね合わせが成立するともいう。

なんだかあたりまえのように思われるかもしれないが，あたりまえではないのである。$y = ax$ ではなく

$$y = ax^2 \tag{6.7}$$

とすると，重ね合わせは成立しない。それをつぎに示そう。前と同じように，$x = x_1$ のときの y を y_1 とすると，式 (6.7) によって

$$y_1 = ax_1^2 \tag{6.8}$$

と表される。同じように，$x = x_2$ のときの y を y_2 とすると

$$y_2 = ax_2^2 \tag{6.9}$$

と表される。したがって

$$y_1 + y_2 = ax_1^2 + ax_2^2 = a(x_1^2 + x_2^2) \tag{6.10}$$

となる。一方で，$x_1 + x_2$ のときの y の値を y_3 とすると，$x_1 + x_2$ を式 (6.7) に代入して

$$y_3 = a(x_1 + x_2)^2 = a(x_1^2 + 2x_1x_2 + x_2^2) \tag{6.11}$$

となる。式 (6.10)，(6.11) を比較すると，$y_3 = y_1 + y_2$ にはならないことが明らかである。つまり，x_1 のときの y の値と x_2 のときの y の値を加えても，

$x_1 + x_2$ のときの y の値にならない。したがって，$y = ax^2$ では重ね合わせが成立しない，つまり線形ではない（非線形である）。

このように，線形である，すなわち重ね合わせが成立するのは，ある意味では特別な場合に限られるのだが，重ね合わせが成立するというのは，きわめて便利なことなのである。システムが線形であると，そのシステムの性質の一部がわかれば，それを重ね合わせて多くの性質を導くことができる。

ここに示した $y = ax$ という例では，線形システムのありがたみがはっきりしないかもしれない。説明を簡単にするために，時間が含まれない例を取り上げたので，そうなるのもやむを得ないが，実際のシステムでは時間という要素が重要になり，この場合には線形であること，つまり重ね合わせが成立することによって，システムの解析が容易になる。時間的変化を含むシステムは動的システム（dynamic system）と呼ばれ，動的システムを表現するには**微分方程式**が用いられる。線形動的システムについては詳しく調べられていて，線形システム理論という美しい体系が完成している。

微分方程式

微分を含んだ方程式が微分方程式である。微分方程式を解くと，関数が解として得られる。例えば
$$\frac{dx}{dt} + Ax = 0$$
という式は，微分方程式である。これを解くと，$x(t) = Be^{-At}$ という解が得られる（B は任意の定数）。

---

〔2〕 線 形 近 似

線形システムが便利でも，関心の対象となるシステムが線形でなければどうにもならないが，実在のシステムで線形として取り扱えるものはけっこう多い。生体システムでは，生体の電気的性質の多くは線形として扱える。また，物質交換による生体組織内の物質濃度の変化も，多くは線形システムとして表される。特に，変化がわずかな場合には，非線形システムでも線形システムとして近似できるので，線形システム理論の適用範囲は広いのである。例えば，

6.2 臨床工学技士のもつべき思考法

生体の組織の力学的性質は正確には線形でないが，外部から微小振動を加えて応答を調べるときは，近似的に線形とみなすことができる。

最も簡単な例で線形近似を説明しよう。任意の関数を

$$y = f(x) \tag{6.12}$$

で表そう。グラフ（**図 6.1**）で描けば，これは直線ではないから，y は線形ではないことが明らかである。しかしつぎのようにすると，近似的に線形化できる。関心のある部分が x_0 の付近であるとしよう。x_0 で $f(x)$ に接線を引くと，図 6.1 からもわかるように，x_0 の付近ではこの接線は $f(x)$ にかなり近いから，$f(x)$ のかわりに近似的にこの接線を用いることができる。

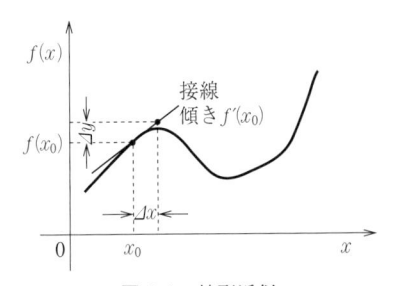

図 6.1 線形近似

接線の傾きは x_0 における $f(x)$ の微分値，つまり $f'(x_0)$ である。接線は $(x_0, f(x_0))$ という点を通るから，接線の方程式は

$$y - f(x_0) = f'(x_0)(x - x_0) \tag{6.13}$$

となる。x_0 の付近についてだけ考えているのだから，x_0 からのずれ Δx を用いて x を表すと

$$x = x_0 + \Delta x \tag{6.14}$$

となる。同様にして，y を $f(x_0)$ とそこからのずれ Δy とで表せば

$$y = f(x_0) + \Delta y \tag{6.15}$$

となる。式 (6.14)，(6.15) を式 (6.13) に代入すると

$$\Delta y = f'(x_0)\Delta x \tag{6.16}$$

が得られる。この式は，Δy を y，Δx を x，$f'(x_0)$ を a と置き換えれば，式 (6.1) とまったく同じになる。すなわち，式 (6.16) は式 (6.12) の線形近似式

である。

ここで注意しなければならないのは，Δx が微小であるときに限って，式(6.16) による $f(x)$ の近似が成り立つということである。図 6.1 からもわかるように，Δx が大きくなればなるほど，接線と曲線 $f(x)$ との誤差が大きくなる。

生体や機器の性質を調べるときに，線形システムかどうかをまず検討してみることが重要である。もし非線形であっても，近似的に線形として扱えないかどうかをつぎに調べてみる。変数の変化が大きくないときには線形近似がだいたい成立する。ただし，形式的に近似式が求められても，線形近似したことで本質が失われることがあるから，注意が必要である。例えば，ニューロンの活動電位が発生するのは，閾値という非線形性があるからであって，ニューロンの性質を表す式を線形近似してしまうと，活動電位は説明できない。ニューロンについては後で詳しく述べる。

〔3〕 **フィードバック**

フィードバックは，要素と要素の結合から新しい性質が生まれてくる，最もよい例である。フィードバックはさまざまな所に見い出されるが，身近な例の一つは冷房である。冷房システムでは，室温を計測して設定温度と比較し，室温が設定温度より高ければ空調機を働かせて冷風を送る。低ければ送風だけにして，外気の影響で室温が上がるのを待つ（**図 6.2**）。室温を計測して，設定温度と比較するために入力側に戻す部分が，フィードバックである。フィードバックは日本語では帰還という。

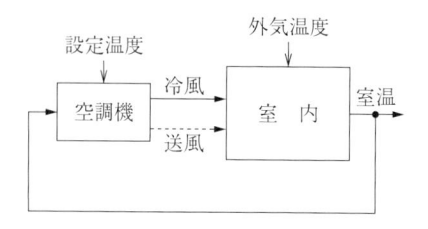

図 6.2 冷房システム

6.2 臨床工学技士のもつべき思考法

フィードバックがどのような働きをするのかを知るために，少し計算してみよう．一般的なフィードバック制御系を**図 6.3**に示す．このような図をブロック・ダイアグラムという．冷房は冷風を送るか送らないかの二つの状態しかないが（これをオンオフ制御という），普通の制御システムでは少し違って，目標値（r）と制御量（c）との誤差（e）に比例した出力（m）が出てくる．比例定数を利得（G，ゲイン）という．この出力に外乱（d）が加わる．外乱というのは，出力に影響を及ぼすものである．これがあるために，制御量が予期しない値になる．冷房システムでは，目標値が設定温度，制御量が室温，外乱が外気温度や室内の人間となっている．

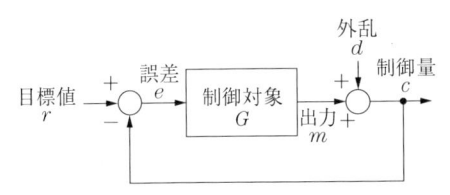

図 6.3 フィードバック制御系

フィードバック制御系を式で表すと

$$e = r - c \tag{6.17}$$

$$m = Ge \tag{6.18}$$

$$c = m + d \tag{6.19}$$

である．式 (6.17) を式 (6.18) に代入し，その結果をさらに式 (6.19) に代入すると

$$c = G(r - c) + d \tag{6.20}$$

となる．これを整理すると

$$c = \frac{rG}{1+G} + \frac{d}{1+G} \tag{6.21}$$

という式が得られる．ここで G を十分に大きくすれば（例えば100），式 (6.21) の右辺の第一項はほとんど r に等しくなり，第二項はほとんど 0 に等しくなる．したがって

$$c \cong r \tag{6.22}$$

という関係が成立する。

つまり、フィードバックをかけて利得を大きくすれば、外乱があっても、制御量を目標値に等しくできる。フィードバックの利点はこの他にもいろいろあるが、ここでは深入りしない。ここで強調したいのは、フィードバックをかけたことによって、かけないときにはなかった新しい性質が生じたということである。要素と要素の結合から新しい性質が生まれているから、システム的観点の重要さがわかるであろう。

〔4〕 最　適　性

最適とは、ある基準から見ると最も性能がよいということであり、最適なシステムが望ましいことはいうまでもない。生体では、最適になっていることがいくつも発見されている。血管径を例にして、生体の最適性を説明しよう。

血管が太ければ血流に対する抵抗が少ないので、同じ血流量を流すのに少ないエネルギーを使うだけでよい。ところが、血管が太ければ、同じ長さの血管の中にある血液の体積は大きくなる。したがって、血管が太いほど、血液が生きていくために必要な栄養や酸素の量が増える。つまり、血管は細すぎても太すぎても具合がよくない。最も適当な（最適な）血管の太さがあるはずである。

これを数学的に表すと、つぎのようになる。長さ l の血管の両端で圧力差 p があり、この圧力によって血液が流量 f で流れているとする。このときに消費されるエネルギーは pf である。血液が生きていくために必要なエネルギーが血液の体積 V に比例するならば、そのエネルギーは比例定数を a とすると、aV で表される。したがって、全エネルギーは

$$E = pf + aV \tag{6.23}$$

となる。

計算を簡単にするために血管の断面が円であると仮定すると、圧と流量の関係は**ポアズイユの法則**を用いて

$$p = k\frac{fl}{r^4} \tag{6.24}$$

と表される.ここで k は比例定数,r は血管の半径である.また,血液の体積は

$$V = \pi r^2 l \tag{6.25}$$

であるから,式 (6.24),(6.25) を式 (6.23) に代入すると

$$E = k\frac{f^2 l}{r^4} + a\pi r^2 l \tag{6.26}$$

となる.血管の長さと流量が一定ならば,E が最小になる条件は $dE/dr = 0$ で求められる.

$$\frac{dE}{dr} = kf^2 l\left(\frac{-4}{r^5}\right) + a\pi l \cdot 2r = \frac{2l(-2kf^2 + a\pi r^6)}{r^5} \tag{6.27}$$

であるから,式 (6.27) は

$$r^6 = \frac{2k}{a\pi}f^2 \tag{6.28}$$

のときに 0 になる.この式を整理すると

$$f = br^3 \tag{6.29}$$

となる.ただし,$b = \sqrt{a\pi/2k}$ である.式 (6.29) は,E が最小になるとき,流量は血管の半径の 3 乗に比例することを意味している[†1].

 生体の血管では,式 (6.29) の関係がほぼ成立している.つまり,E が最小になるように,血管の半径が調節されていると考えられる.この話には続きがあって,血流量が血管の半径を変える仕組みが研究されているのだが[†2],ここでは本題からはずれるので省略する.

 このように,生体システムの多くはなんらかの意味で最適性をもっていると考えられるが,臨床工学技士が生体システムの最適性を考慮に入れて仕事をすることは,あまりないかもしれない.むしろ,最適なシステムを設計したり,

---

[†1] C.D. Murray:The physiological principle of minimum work I, Proc. Nat. Acad. Sci., **12**, pp. 207~214(1926)
[†2] 神谷 瞭,井街 宏,上野照剛 著:医用生体工学,pp.1~54,培風館 (2000)

システムの状態を最適に保ったりすることが，臨床工学技士にとって重要であろう。一つのことだけを最小にすることは，システム全体にとっては望ましくないことがある。例えば，医療機器の修理に要する時間を最小にしようと考えたとする。それだけを追求すると，修理にかかる費用が高くなりすぎる場合があり得る。要素に関して最適にするのではなく，システム全体で最適にするという視点が必要である。

先の例の E のような関数を評価関数というが，システム全体の最適性を考えるには適切な評価関数を選ばなければならない。しかし，どのようにして選ぶかという絶対的な基準はない。目的に応じて選ぶことになるので，選ぶ人のセンスが問われることになる。

ポアズイユの法則

半径 r，長さ l の円管の中を層流（乱れのない流れ）が流れるとき，円管の両端の圧力差を p とすると，流量 f は

$$f = \frac{\pi p}{8l\eta} r^4$$

と表される。ここで η は粘性係数，π は円周率である。

---

〔5〕 モ デ ル

システムの性質を調べるには，要素の性質を知るだけでなく，要素の結合によって生じる性質を明らかにしなければならない。そのためには，要素間の結合を取り除いてシステムを要素に分解したり，また結合したりすることが必要である。現実のシステムでこのようなことをするのはむずかしく，特に生体ではほとんど不可能であることが多い。そこで現実のシステムの代わりになり，しかも結合を操作することが容易なものを作って，これについて調べるという方法が用いられる。現実のシステムの代わりになるものをモデルという。

モデルを作るにはいろいろな方法があるが，現在，最も容易に作れて取扱いやすい方法は，コンピュータ言語によってモデルを記述することである。記述するには，多くの場合数式が用いられる。このモデルの動作をコンピュータで調べることをコンピュータ・シミュレーション，あるいは単にシミュレーショ

ンという。

　モデルを作るとはどういうことか，モデルはいかに役に立つかということを，ニューロンを例にして少し説明しよう。ニューロンについて詳しく説明するには1冊の本では足りないくらいなので，モデルについて論じるのに必要最小限なことだけ触れる。

（1）　**ニューロンの構造と機能**　　ニューロンとは神経細胞のことである。ニューロンの形態や構造はさまざまであるが，代表的なニューロンを模式的に示すと，**図6.4**（a）になる。ニューロンは細胞体，軸索，樹状突起などから成っていて，一つのニューロンの軸索終末（細胞体から最も遠い部分）が，他のニューロンの細胞体あるいは樹状突起と接触しているが，この部分をシナプスという。

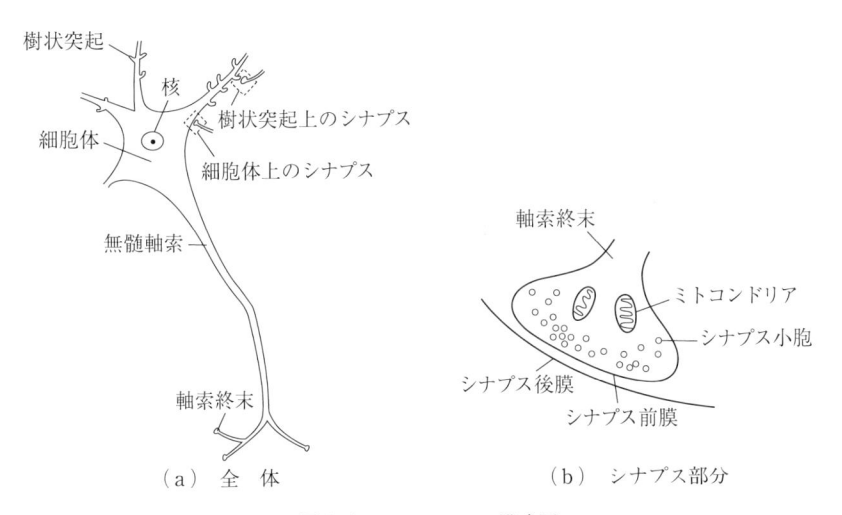

図6.4　ニューロンの模式図

　軸索終末に電気信号が到達すると（電気信号については後で説明する），軸索終末先端部の中にあるシナプス小胞（図6.4（b））からアセチルコリンなどの神経伝達物質が放出される。神経伝達物質によってシナプス後膜のイオン透過性が変化して，ニューロンにシナプス後電位が発生する（**図6.5**）。

　ニューロン全体は細胞膜によって囲まれていて，ニューロンの内と外ではナ

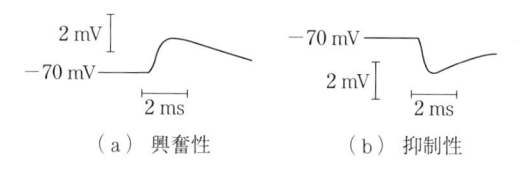

図 6.5 シナプス後電位 (a) 興奮性 (b) 抑制性

トリウムやカリウムなどのイオン濃度に差があるために，電位差が生じている。膜内外の電位差を膜電位といい，膜の外部の電位を 0 V とする。通常は膜内の電位が外部より 60〜90 mV 低くなっていて，この電位を静止電位という。シナプス後電位が発生すると膜電位は静止電位からずれるが，静止電位より 0 V に近づくことを脱分極と呼び，静止電位よりさらに低くなることを過分極と呼ぶ。シナプスには，脱分極を生じる興奮性シナプスと過分極を生じる抑制性シナプスがあり，興奮性シナプスによるシナプス後電位を興奮性シナプス後電位，抑制性シナプスによるシナプス後電位を抑制性シナプス後電位という（図 6.5）。

いくつものシナプスで興奮性シナプス後電位が発生する（空間的加算）か，あるいはつぎつぎに興奮性シナプス後電位が発生して（時間的加算），膜電位がある価（閾値）に達すると，急激に増加して静止電位から 100 mV 以上上昇し，数 ms で静止電位に戻る（**図 6.6**）。これを活動電位という。活動電位が軸索を伝わって軸索終末に到達すると，シナプスからつぎのニューロンに対して神経伝達物質が放出される。つまり，最初に述べた電気信号はニューロンの活動電位のことだったのである。

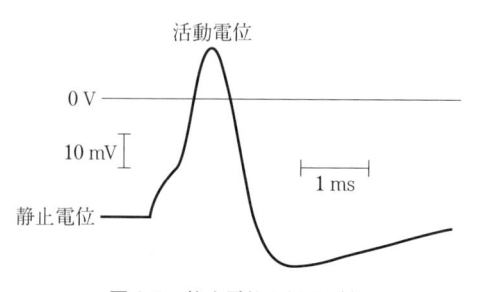

図 6.6 静止電位と活動電位

（2） ニューロンの単純なモデル　ニューロンでは活動電位が発生するかしないかが，一つの重要なポイントである。そこに着目してニューロンの機能を調べるモデルを作ることができる。非常に単純化して時間的なことはすべて無視し，シナプスによるニューロンの結合と閾値だけを考えよう[†]。

一つのニューロンに 1 から n までのシナプスがあるとする（図 6.7）。シナプスによって神経伝達物質を放出するシナプス小胞の数などが変わるので，シナプスに伝わってくる活動電位 x がシナプスを介して発生させるシナプス後電位の大きさも変わると考えられる。このことを表すのに，シナプス結合の強さという概念を導入し，シナプス後電位を活動電位 x とシナプス結合の強さ a との積 ax で表すことにしよう。興奮性シナプスならば a の値を正とし，抑制性シナプスならば a の値を負とする。

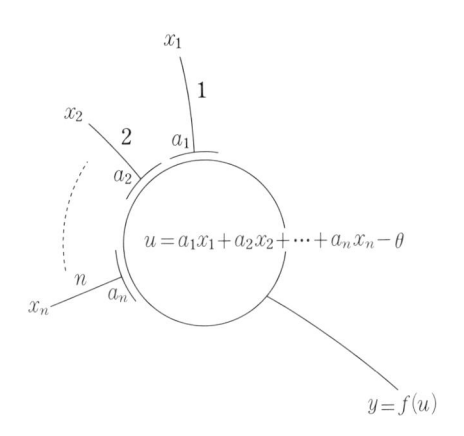

図 6.7　ニューロンの単純化モデル

膜電位はシナプス後電位の和 $(a_1x_1 + a_2x_2 + \cdots + a_nx_n)$ と考えることができ，膜電位が閾値を超えたときに活動電位が発生するから，活動電位はつぎの式で表される。

$$y = f(u)$$

[†] 斎藤正男 著：生体工学，pp. 88〜89，コロナ社（1985）

$$u = a_1x_1 + a_2x_2 + \cdots + a_nx_n - \theta$$

$$f(u) = \begin{cases} 1 & (u > 0) \\ 0 & (u \leq 0) \end{cases} \tag{6.30}$$

ここで y は活動電位であり，θ は閾値である．

この式では，膜電位が閾値を超えたときに $f(u)$ が 1 となる．つまり，活動電位が発生する．超えないときには 0 であって，活動電位は発生していない．活動電位の値は，結合の強さと閾値とに関して相対的であるから，1 に決めても一般性を失わない．1 に決めておくと計算が容易である．

（3） **論理素子としてのニューロンモデル**　式 (6.30) のモデルは，n 個のニューロンの活動電位を入力とし，自身の活動電位を出力とする素子として，ニューロンを表現している．このニューロンモデルが論理素子の機能をもつことを示そう．

論理素子はコンピュータの基本素子である．コンピュータは論理素子を組み合わせて用いることによって，加算などのさまざまな情報処理を行っている．AND と NOT，あるいは OR と NOT という論理素子を組み合わせると，すべての論理演算を行えることが知られている．

通常，論理演算は 1 と 0 という二値で行われる．AND とは，入力すべてが 1 であるときにだけ出力が 0 となる素子である．入力が二個の場合には**図 6.8**（a）に示す記号で表され，入力と出力の関係は**表 6.1** のようになる．このような表を真理値表という．参考のために OR と NOT の記号も図 6.8（b），（c）に示しておいた．

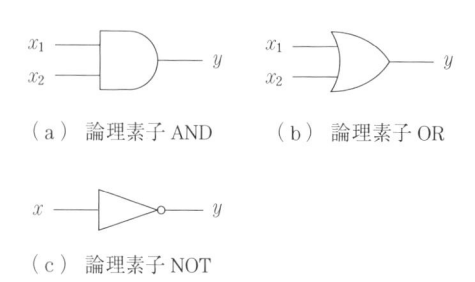

（a）論理素子 AND　　（b）論理素子 OR

（c）論理素子 NOT

図 6.8　論理素子

表 6.1 論理素子の真理値表

AND			OR		
入 力		出 力	入 力		出 力
x_1	x_2	y	x_1	x_2	y
0	0	0	0	0	0
0	1	0	0	1	1
1	0	0	1	0	1
1	1	1	1	1	1

NOT	
入 力	出 力
x	y
0	1
1	0

入力二個のニューロンモデルを考え，$a_1 = a_2 = 0.4$，$\theta = 0.5$ であるとすると式 (6.30) から

$$y = f(u)$$
$$u = 0.4x_1 + 0.4x_2 - 0.5$$
$$f(u) = \begin{cases} 1 & (u > 0) \\ 0 & (u \leqq 0) \end{cases} \tag{6.31}$$

となる．このニューロンモデルでは，x_1 と x_2 がそれぞれ 1 と 0 の二値をとる 4 個の組合せに対して，$x_1 = x_2 = 1$ のときだけ $y = 1$ となることがわかる．つまり，AND がニューロンモデルによって実現できたのである．

$a_1 = a_2 = 0.6$，$\theta = 0.5$ とすれば，OR が実現できる．これは容易に理解できよう．また，x_2 はつねに 1 とし，$a_1 = -0.6$，$a_2 = 0.6$，$\theta = 0.5$ とすれば，x_1 が 1 のとき y は 0，x_1 が 0 のとき y は 1 となるから，NOT が実現できる．

（4） **ニューロンと情報処理** すでに述べたように，AND と NOT が実現できればすべての論理演算を行えるから，ニューロンを組み合わせてコンピュータを作り上げることが原理的には可能であるということができる．もちろん，実際にコンピュータを作るには論理素子以外に記憶素子が必要であり，生

体の脳の中でニューロンがANDやNOTを実現して論理演算を行っているわけではないが、ここで重要なのは、ニューロンには論理演算のような情報処理能力があることをモデルによって示したことである。

図6.6のような波形を眺めていただけでは、ニューロンの情報処理能力について考えることはできない。式(6.30)のモデルをつくったことによって、ニューロンが論理素子になり得ることがわかったのである。ここにモデルの有用性がある。

（5） **モデルの特徴**　ニューロンのモデルを構築した過程からわかるように、モデルを作るには、まず、対象となるシステムのデータを収集しなければならない。ニューロンにシナプスがある、活動電位が発生する、閾値がある、などのことがわかってはじめてモデルを作ることができる。

つぎに、データを十分に検討して、本質を抽出する。特に第一段階では、できるだけ単純化することが欠かせない。最も重要なことはなにかを見極めないと、モデルを作ってもなにがなんだかわからなくなることがある。ニューロンの例では、閾値とシナプス結合が本質であった。もちろん、すでに述べたモデルよりもさらに複雑なモデルを作るときには、ほかのことも考慮しなければならない。

閾値とシナプス結合が本質であるということは、容易にわかることではない。データから本質を見抜くには、洞察力、独創性、試行錯誤などが必要である。よいモデルは芸術であるともいわれる。

モデルを作るには単純化が必要であるから、その当然の結果として、モデルは現実のシステムとまったく同じではあり得ない。モデルはシステムと同じ性質をもっていなければならないが、システムの性質をすべて備えたモデルを作るのはきわめて困難である。そのようなモデルを完成するには、気が遠くなるようなデータと努力の積み重ねが必要である。

式(6.30)のニューロンモデルは非常に簡単であるから、ニューロンの数が少なければ、筆算でも出力を求めることができる。しかし、ニューロンの数が多くなれば、コンピュータ・シミュレーションを行わなければならない。通常

のモデルはこの例よりも複雑であるから，すでに述べたように，コンピュータ・シミュレーションはモデルの動作を調べるのに用いられる標準的な手法である．

よいモデルには，問題提起性と予見性がある．問題提起性とは，モデルを構築する過程で，そのためのデータの不足が明らかになることである．例えば，式 (6.30) のニューロンのモデルに結合の強さ (a_n) という係数がある．「論理素子としてのニューロンモデル」でモデルについて考察したときは，このモデルで論理素子が実現できることに注目したので，この係数の生体における実際の値については考えなかった．しかし，あるニューロンをこのモデルで表そうとすれば，シナプスの数とそれぞれのシナプスの結合の強さの値とが必要になる．しかし，「ニューロンの構造と機能」で述べた範囲のことからは，それらのことはわからない．つまり，データが不足しているのである．

データの不足を補うには，新しい実験を行わなければならない．別の表現をすれば，モデルを作ったことによって，行うべき実験が明らかになった．これは，モデルの重要な役割の一つである．ただし，シナプスの数と結合の強さを直接に求める実験は，現実問題としては不可能とはいわないが，きわめてむずかしい．別のアプローチをとったほうが現実的だと思われる．

よいモデルは，モデルを作る基礎となったデータと一致する挙動をするだけでなく，データだけ見ていたのではわからなかったことを示唆する．これが予見性である．ニューロンモデルを再び例にとると，「論理素子としてのニューロンモデル」で述べたように，結合の強さを変えれば同じニューロンがANDにもORにもなる．したがって，ニューロンの機能は可変である．可変ならばいろいろな可能性が生じるが，その一つは「学習」である．ある条件が満たされたときに結合の強さが変わって，それ以後のニューロンの機能が変わったとすれば，学習が生じたことになる．

ニューロンの研究の過程で，このようにしてニューロンの学習が考えられたのではないが，いまにして思えば，式 (6.30) のモデルにはニューロンの学習を予想する力があったといえる．「ニューロンの構造と機能」で述べた実験事

実だけでは，予想することは無理である．実験事実をまとめてモデルとして表し，モデルの動作を調べ，それに基づいて推論すると，予想ができる．

（6） **モデルと臨床工学技士**　臨床工学技士がモデルを作成する代表的な例は，システム安全のための分析である．その一つに故障モード効果分析がある．この手法では，まず事故や故障を定義し，事故や故障に関係するシステムの構成図を書き，各要素の機能とそれらの間の相互関係を明確にする．これはシステムのモデル作成そのものである．このモデルを用いて，要素で発生した事故や故障がシステム全体に及ぼす影響を調べる．

6.3　臨床工学技士教育のあり方　—基礎の重要性—

これまでに述べた，臨床工学技士のもつべき思考法を身につけるには，どのような学習をしたらよいだろうか．定量的，因果的，効率的，システム的思考法が必要であると述べたが，これらは工学的思考法だから，工学を学ばなければならないことはいうまでもない．電気工学や機械工学などの個々の工学を学んでいくとこれらの思考法を理解できるが，その中でも特に基礎が重要である．電気工学の詳しいことは，電気工学科や電子工学科の学生が学ぶべきことであり，臨床工学科の学生は基礎的な考え方を理解することに集中すべきである．ひととおり工学各分野の基礎を学んで工学の知識を修得したら，あらためて「医用基礎工学」を学んで各分野に共通する工学的思考法を復習すれば，さらに理解が深まるであろう．

基礎が重要なことは，臨床工学技士の業務の性質から考えても明らかである．医用工学は急速な発展を続けている．臨床で用いられる技術は日進月歩といっても過言ではない．新しい技術がつぎつぎに臨床の現場に入ってくると，既存の技術や操作法を知っていただけでは対応できない．新しいことをつねに学び続けていかなければならない．多くの新しいことを理解するには，すでに身につけた基礎工学に基づいて学ぶことが最も効率的であり，体系的である．基礎がわかっていれば，応用が利くのである．今日，役に立つことだけを追求

6.3 臨床工学技士教育のあり方 —基礎の重要性—

すると，それは明日には役に立たなくなる．基礎を学べば，今日役に立たなくとも，明日以後数十年間は役に立つ．

具体的な例を示そう．臨床工学技士法が施行される以前には，**衝撃波結石破砕装置**や**パルスオキシメータ**はほとんど臨床で用いられていなかったが，いまや広く用いられるようになった．生体物性工学，電気電子工学，機械工学の基礎を理解していれば，これらの機器の原理の理解や操作法の習得が容易である．また，臨床工学技士法以後，情報処理機器つまりパソコンが急速に普及した．臨床のあらゆる場面で，パソコンあるいはパソコンを組み込んだ機器が使われている．情報処理工学の基礎を学んでいれば，パソコンアレルギーにならないですむ．パソコンが使えることは，文字の読み書きができることと同じレベルで，臨床工学技士だけでなくすべての現代人に要求されている．コンピュータ・リテラシーという言葉が使われるゆえんである．

近い将来にも，臨床工学技士の業務内容が変化することが予想される．現在の臨床工学技士は，血液透析に従事している人数が最も多い．しかし，将来は透析患者が減って，透析を行うのに必要な臨床工学技士も減る可能性がある．なぜならば，有効な免疫抑制剤が開発され，移植の体制がさらに整備されれば，腎移植が現在よりもはるかに容易になるからである．血液透析を行えば，週に3回ほど数時間にわたって拘束され，日常生活でもさまざまな制約を受けるが，腎移植手術が成功すれば後はほぼ健康人と同じ生活が送れる．腎移植が普及すれば，多くの患者がそちらを選択するのは当然といえよう．そうすれば，医療費の面でも患者と国の負担が軽くなる．血液透析にかかる医療費が増えたので，診療報酬制度を一部手直しして，国の負担を減らすことはすでに行われている．

人工心肺の操作に従事している臨床工学技士も多いが，人工心肺の使用も減ると予想される．心臓の動きを止めて心臓の手術を行うために人工心肺が用いられるが，心臓が動いている状態で手術を行う手技が開発され，すでに臨床で用いられている．近い将来，すべてではないがかなりの心臓手術がこの方法に移行し，人工心肺を使う必要が減ってしまう．

一方で，**内視鏡手術装置**や**手術用マニピュレータ**（あるいは**手術用ロボット**）などの高度な医療機器が導入されつつある。これらの機器の操作や保守管理には工学的な能力と医学的知識が必要であり，臨床の現場で対応できるのは臨床工学技士だけである。

このように，臨床工学技士の今日の業務は，明日の業務ではない可能性が大きい。臨床工学技士の国家資格を得た後も，勉強を怠らずに新しい知識を吸収し続けなければ時代に取り残されてしまうが，新しい知識を吸収するには，基礎が不可欠なのである。基礎ができていれば，その上にいろいろな新しいことを積み上げていくことができる。基礎をおろそかにして，今日役に立つことだけ勉強しておくと，明日の仕事のためにまた，一からやり直さなければならない。

看護師をはじめとする医療職の教育の「大綱化」が進められ，臨床工学技士のカリキュラムも大綱化された。大綱化とはカリキュラムの細部まで決めないで，教育を実際に行う養成校の特色が出せるようにしようということで，それ自体はよいことである。しかし，大綱化しても基礎重視を忘れないように，よくよく注意しなければならない。

衝撃波結石破砕装置

　腎臓や尿管の結石は痛みや発熱を生じるが，これらを手術しないで取り除く装置である。体外で発生させた衝撃波（衝撃波発生にはさまざまな方法がある）を体内の結石に集中して当てて，結石を細かく砕く。砕かれた結石は尿とともに排出される。

パルスオキシメータ

　動脈血の酸素飽和度を体外から簡単に測る装置で，日本光電（株）の青柳卓雄氏が発明した。動脈血の酸素飽和度は，呼吸が適切に行われているかどうかを示す重要な指標で，手術中やICUでは欠かせない装置になっている。

内視鏡手術装置

　通常の手術では皮膚を切開するので，回復に時間がかかり，大きな傷跡も残る。これらの問題点を解決するために，小さな切開部から内視鏡を体内に入れ

て，内視鏡による画像を見ながら手術するのが，内視鏡手術である．内視鏡とは胃カメラと同じようなものである．切開部が小さいので，普通のメスは使えず，長い特別なはさみ，メス，鉗子(かんし)が使われる．また，腹部をふくらませるための送気装置，光源，テレビモニタも必要になる．内視鏡手術は，胆石の治療のための胆囊(たんのう)摘出から始まって，最近10年間に多くの外科領域に広がり，手術数も急速に増えている．

手術用マニピュレータ（手術用ロボット）

　手術用ロボットはつぎのようなことをしてくれる．内視鏡手術で外科医が内視鏡をもつと，手術視野の拡大画面上ではどうしても手ぶれが気になり，長時間凝視していると乗り物酔いのように気分が悪くなることもある．ところが，カメラ保持用ロボットがもつと，三脚にのせた固定カメラのように手ぶれのない安定した画像が得られ，長時間の手術でも疲れない．カメラの移動やズームなどの操作は，音声認識装置が外科医の言葉を識別して自動的に行うので，外科医の手がふさがらない．また，外科医が操作ハンドルを動かすと，患者の身体のなかで設定された比率で縮小された同様の動きをするので，外科医は大ざっぱなハンドル操作をするだけで，実際にはきわめて細かな操作ができる．

　整形外科領域でロボットを使用すると，骨を削る際の誤差がないため，人工関節と骨がすき間なくぴったりと接触し，術後の早期からリハビリテーションが可能で，入院期間を短縮できる．

付　　録

臨床工学技士法

公布：昭和62年6月2日法律第60号　施行：昭和63年4月1日
平成17年11月現在の最新の改正および施行
　　改正：平成13年12月12日　施行：平成14年3月1日

第一章　総　　則
（目　的）
第一条　この法律は，臨床工学技士の資格を定めるとともに，その業務が適正に運用されるように規律し，もって医療の普及及び向上に寄与することを目的とする。

（定　義）
第二条　この法律で「生命維持管理装置」とは，人の呼吸，循環又は代謝の機能の一部を代替し，又は補助することが目的とされている装置をいう。
2　この法律で「臨床工学技士」とは，厚生労働大臣の免許を受けて，臨床工学技士の名称を用いて，医師の指示の下に，生命維持管理装置の操作（生命維持管理装置の先端部の身体への接続又は身体からの除去であって政令で定めるものを含む。以下同じ。）及び保守点検を行うことを業とする者をいう。

第二章　免　　許
（免　許）
第三条　臨床工学技士になろうとする者は，臨床工学技士国家試験（以下「試験」という。）に合格し，厚生労働大臣の免許（以下「免許」という。）を受けなければならない。

（欠格事由）
第四条　次の各号のいずれかに該当する者には，免許を与えないことがある。
　一　罰金以上の刑に処せられた者
　二　前号に該当する者を除くほか，臨床工学技士の業務に関し犯罪又は不正の行為があった者

三．心身の障害により臨床工学技士の業務を適正に行うことができない者として厚生労働省令で定めるもの

四．麻薬，大麻又はあへんの中毒者

（臨床工学技士名簿）

第五条 厚生労働省に臨床工学技士名簿を備え，免許に関する事項を登録する。

（登録及び免許の交付）

第六条 免許は，試験に合格した者の申請により，臨床工学技士名簿に登録することによって行う。

2　厚生労働大臣は，免許を与えたときは，臨床工学技士免許証を交付する。

（意見の聴取）

第七条 厚生労働大臣は，免許を申請した者について，第四条第三号に掲げる者に該当すると認め，同条の規定により免許を与えないこととするときは，あらかじめ，当該申請者にその旨を通知し，その求めがあったときは，厚生労働大臣の指定する職員にその意見を聴取させなければならない。

（免許の取消し等）

第八条 臨床工学技士が第四条各号のいずれか該当するに至ったときは，厚生労働大臣は，その免許を取り消し，又は期間を定めて臨床工学技士の名称の使用の停止を命ずることができる。

2　前項の規定により免許を取り消された者であっても，その者がその取り消しの理由となった事項に該当しなくなったとき，その他その後の事情により再び免許を与えるのが適当であると認められるに至ったときは，再免許を与えることができる。この場合においては，第六条の規定を準用する。

（省令への委任）

第九条 この章に規定するもののほか，免許の申請，臨床工学技士名簿の登録，訂正及び消除並びに臨床工学技士免許証の交付，書換え交付，再交付，返納及び提出に関し必要な事項は，厚生労働省令で定める。

第三章　試　　験

（試験の目的）

第十条 試験は，臨床工学技士として必要な知識及び技能について行う。

（試験の実施）

第十一条 試験は，毎年一回以上，厚生労働大臣が行う。

（臨床工学技士試験委員）

第十二条 試験の問題の作成及び採点を行わせるため，厚生労働省に臨床工学技

士試験委員（次項及び次条において「試験委員」という。）を置く。
2　試験委員に関し必要な事項は，政令で定める。

(不正行為の禁止)
第十三条　試験委員は，試験問題の作成及び採点について，厳正を保持し不正の行為のないようにしなければならない。

(受験資格)
第十四条　試験は，次の各号のいずれかに該当する者でなければ，受けることができない。
一．学校教育法（昭和二十二年法律第二十六号）第五十六条第一項の規定により大学に入学することができる者（この号の規定により文部科学大臣の指定した学校が大学である場合において，当該大学が同条第二項の規定により当該大学に入学させたものを含む。）で，文部科学大臣が指定した学校又は厚生労働大臣が指定した臨床工学技士養成所において，三年以上臨床工学技士として必要な知識及び技能を修得したもの
二．学校教育法に基づく大学若しくは高等専門学校，旧大学令（大正七年勅令第三百八十八号）に基づく大学又は厚生労働省令で定める学校，文教研修施設若しくは養成所において二年（高等専門学校にあっては，五年）以上修業し，かつ，厚生労働大臣の指定する科目を修めた者で，文部科学大臣が指定した学校又は厚生労働大臣が指定した臨床工学技士養成所において，一年以上臨床工学技士として必要な知識及び技能を修得したもの
三．学校教育法に基づく大学若しくは高等専門学校，旧大学令に基づく大学又は厚生労働省令で定める学校，文教研修施設若しくは養成所において一年（高等専門学校にあっては，四年）以上修業し，かつ，厚生労働大臣の指定する科目を修めた者で，文部科学大臣が指定した学校又は厚生労働大臣が指定した臨床工学技士養成所において，二年以上臨床工学技士として必要な知識及び技能を修得したもの
四．学校教育法に基づく大学（短期大学を除く。）又は旧大学令に基づく大学において厚生労働大臣が指定する科目を修めて卒業した者
五．外国の生命維持管理装置の操作及び保守点検に関する学校若しくは養成所を卒業し，又は外国で臨床工学技士の免許に相当する免許を受けた者で，厚生労働大臣が前各号に掲げる者と同等以上の知識及び技能を有すると認定したもの

(試験の無効等)
第十五条　厚生労働大臣は，試験に関して不正の行為があった場合には，その不

正行為に関係のある者に対しては，その受験を停止させ，又はその試験を無効とすることができる．

2　厚生労働大臣は，前項の規定による処分を受けた者に対し，期間を定めて試験を受けることができないものとすることができる．

（受験手数料）

第十六条　試験を受けようとする者は，実費を勘案して政令で定める額の受験手数料を国に納付しなければならない．

2　前項の受験手数料は，これを納付した者が試験を受けない場合においても，返還しない．

（指定試験機関の指定）

第十七条　厚生労働大臣は，厚生労働省令で定めるところにより，その指定する者（以下「指定試験機関」という．）に，試験の実施に関する事務（以下「試験事務」という．）を行わせることができる．

2　指定試験機関の指定は，厚生労働省令で定めるところにより，試験事務を行おうとする者の申請により行う．

3　厚生労働大臣は，他に指定を受けた者がなく，かつ，前項の申請が次の要件を満たしていると認めるときでなければ，指定試験機関の指定をしてはならない．

　一．職員，設備，試験事務の実施の方法その他の事項についての試験事務の実施に関する計画が，試験事務の適正かつ確実な実施のために適切なものであること．

　二．前号の試験事務の実施に関する計画の適正かつ確実な実施に必要な経理的及び技術的な基礎を有するものであること．

4　厚生労働大臣は，第二項の申請が次のいずれかに該当するときは，指定試験機関の指定をしてはならない．

　一．申請者が，民法（明治二十九年法律第八十九号）第三十四条の規定により設立された法人以外の者であること．

　二．申請者が，その行う試験事務以外の業務により試験事務を公正に実施することができないおそれがあること．

　三．申請者が，第三十条の規定により指定を取り消され，その取消しの日から起算して二年を経過しない者であること．

　四．申請者の役員のうちに，次のいずれかに該当する者があること．

　　イ　この法律に違反して，刑に処せられ，その執行を終わり，又は執行を受けることがなくなった日から起算して二年を経過しない者

ロ　次条第二項の規定による命令により解任され，その解任の日から起算して二年を経過しない者

（指定試験機関の役員の選任及び解任）

第十八条　指定試験機関の役員の選任及び解任は，厚生労働大臣の認可を受けなければ，その効力を生じない。

2　厚生労働大臣は，指定試験機関の役員が，この法律（この法律に基づく命令又は処分を含む。）若しくは第二十条第一項に規定する試験事務規程に違反する行為をしたとき，又は試験事務に関し著しく不適当な行為をしたときは，指定試験機関に対し，当該役員の解任を命ずることができる。

（事業計画の認可等）

第十九条　指定試験機関は，毎事業年度，事業計画及び収支予算を作成し，当該事業年度の開始前に（指定を受けた日の属する事業年度にあっては，その指定を受けた後遅滞なく），厚生労働大臣の認可を受けなければならない。これを変更しようとするときも，同様とする。

2　指定試験機関は，毎事業年度の経過後三月以内に，その事業年度の事業報告書及び収支決算書を作成し，厚生労働大臣に提出しなければならない。

（試験事務規程）

第二十条　指定試験機関は，試験事務の開始前に，試験事務の実施に関する規程（以下「試験事務規程」という。）を定め，厚生労働大臣の認可を受けなければならない。これを変更しようとするときも，同様とする。

2　試験事務規程で定めるべき事項は，厚生労働省令で定める。

3　厚生労働大臣は，第一項の認可をした試験事務規程が試験事務の適正かつ確実な実施上不適当となったと認めるときは，指定試験機関に対し，これを変更すべきことを命ずることができる。

（指定試験機関の臨床工学技士試験委員）

第二十一条　指定試験機関は，試験の問題の作成及び採点を臨床工学技士試験委員（次項から第四項まで，次条及び第二十四条第一項において「試験委員」という。）に行わせなければならない。

2　指定試験機関は，試験委員を選任しようとするときは，厚生労働省令で定める要件を備える者のうちから選任しなければならない。

3　指定試験機関は，試験委員を選任したときは，厚生労働省令で定めるところにより，厚生労働大臣にその旨を届け出なければならない。試験委員に変更があったときも，同様とする。

4　第十八条第二項の規程は，試験委員の解任について準用する。

第二十二条　試験委員は，試験の問題の作成及び採点について，厳正を保持し不正の行為のないようにしなければならない。

（受験の停止等）

第二十三条　指定試験機関が試験事務を行う場合において，指定試験機関は，試験に関して不正の行為があったときは，その不正行為に関係のある者に対しては，その受験を停止させることができる。

2　前項に定めるもののほか，指定試験機関が試験事務を行う場合における第十五条及び第十六条第一項の規定の適用については，第十五条第一項中「その受験を停止させ，又はその試験」とあるのは「その試験」と，同条第二項中「前項」とあるのは「前項又は第二十三条第一項」と，第十六条第一項中「国」とあるのは「指定試験機関」とする。

3　前項の規定により読み替えて適用する第十六条第一項の規定により指定試験機関に納められた受験手数料は，指定試験機関の収入とする。

（秘密保持義務等）

第二十四条　指定試験機関の役員若しくは職員（試験委員を含む。次項において同じ。）又はこれらの職にあった者は，試験事務に関して知り得た秘密を漏らしてはならない。

2　試験事務に従事する指定試験機関の役員又は職員は，刑法（明治四十年法律第四十五号）その他の罰則の適用については，法令により公務に従事する職員とみなす。

（帳簿の備付け等）

第二十五条　指定試験機関は，厚生労働省令で定めるところにより，試験事務に関する事項で厚生労働省令で定めるものを記載した帳簿を備え，これを保存しなければならない。

（監督命令）

第二十六条　厚生労働大臣は，この法律を施行するため必要があると認めるときは，指定試験機関に対し，試験事務に関し監督上必要な命令をすることができる。

（報告）

第二十七条　厚生労働大臣は，この法律を施行するため必要があると認めるときは，その必要な限度で，厚生労働省令で定めるところにより，指定試験機関に対し，報告をさせることができる。

（立入検査）

第二十八条　厚生労働大臣は，この法律を施行するため必要があると認めるとき

は，その必要な限度で，その職員に，指定試験機関の事務所に立ち入り，指定試験機関の帳簿，書類その他必要な物件を検査させ，又は関係者に質問させることができる。
2　前項の規定により立入検査を行う職員は，その身分を示す証明書を携帯し，かつ，関係者の請求があるときは，これを提示しなければならない。
3　第一項に規定する権限は，犯罪捜査のために認められたものと解釈してはならない。

（試験事務の休廃止）
第二十九条　指定試験機関は，厚生労働大臣の許可を受けなければ，試験事務の全部又は一部を休止し，又は廃止してはならない。

（指定の取消し等）
第三十条　厚生労働大臣は，指定試験機関が第十七条第四項各号（第三号を除く。）のいずれかに該当するに至ったときは，その指定を取り消さなければならない。
2　厚生労働大臣は，指定試験機関が次の各号のいずれかに該当するに至ったときは，その指定を取り消し，又は期間を定めて試験事務の全部若しくは一部の停止を命ずることができる。
　一．第十七条第三号各号の要件を満たさなくなったと認められるとき。
　二．第十八条第二項（第二十一条第四項において準用する場合を含む。），第二十条第三項又は第二十六条の規定による命令に違反したとき。
　三．第十九条，第二十一条第一項から第三項まで又は前条の規定に違反したとき。
　四．第二十条第一項の認可を受けた試験事務規定によらないで試験事務を行ったとき。
　五．次条第一項の条件に違反したとき。

（指定等の条件）
第三十一条　第十七条第一項，第十八条第一項，第十九条第一項，第二十条第一項又は第二十九条の規定による指定，認可又は許可には，条件を付し，及びこれを変更することができる。
2　前項の条件は，当該指定，認可又は許可に係る事項の確実な実施を図るため必要な最小限度のものに限り，かつ，当該指定，認可又は許可を受ける者に不当な業務を課することとなるものであってはならない。

第三十二条　削　除

（指定試験機関がした処分等に係る不服申立て）

第三十三条　指定試験機関が行う試験事務に係る処分又はその不作為について不服がある者は，厚生労働大臣に対し，行政不服審査法（昭和三十七年法律第百六十号）による審査請求をすることができる．

（厚生労働大臣による試験事務の実施等）
第三十四条　厚生労働大臣は，指定試験機関の指定をしたときは，試験事務を行わないものとする．
2　厚生労働大臣は，指定試験機関が第二十九条の規定による許可を受けて試験事務の全部若しくは一部を休止したとき，第三十条第二項の規定により指定試験機関に対し試験事務の全部若しくは一部の停止を命じたとき，又は指定試験機関が天災その他の事由により試験事務の全部若しくは一部を実施することが困難となった場合において必要があると認めるときは，試験事務の全部又は一部を自ら行うものとする．

（公　示）
第三十五条　厚生労働大臣は，次の場合には，その旨を官報に公示しなければならない．
一．第十七条第一項の規定による指定をしたとき．
二．第二十九条の規定による許可をしたとき．
三．第三十条の規定により指定を取り消し，又は試験事務の全部若しくは一部の停止を命じたとき．
四．前条第二項の規定により試験事務の全部若しくは一部を自ら行うこととするとき，又は自ら行っていた試験事務の全部若しくは一部を行わないこととするとき．

（試験の細目等）
第三十六条　この章に定めるもののほか，試験科目，受験手続，試験事務の引継ぎその他試験及び指定試験機関に関し必要な事項は厚生労働省令で，第十四条第一号から第三号までの規定による学校又は臨床工学技士養成所の指定に関し必要な事項は文部科学省令，厚生労働省令で定める．

第四章　業　務　等

（業　務）
第三十七条　臨床工学技士は，保健師助産師看護師法（昭和二十三年法律第二百三号）第三十一条第一項及び第三十二条の規定にかかわらず，診療の補助として生命維持管理装置の操作を行うことを業とすることができる．
2　前項の規定は，第八条第一項の規定により臨床工学技士の名称の使用の停止

を命ぜられている者については，適用しない。

（特定行為の制限）

第三十八条　臨床工学技士は，医師の具体的な指示を受けなければ，厚生労働省令で定める生命維持管理装置の操作を行ってはならない。

（他の医療関係者との連携）

第三十九条　臨床工学技士は，その業務を行うに当たっては，医師その他の医療関係者との緊密な連帯を図り，適正な医療の確保に努めなければならない。

（秘密を守る業務）

第四十条　臨床工学技士は，正当な理由がなく，その業務上知り得た人の秘密を漏らしてはならない。臨床工学技士でなくなった後においても，同様とする。

（名称の使用制限）

第四十一条　臨床工学技士でない者は，臨床工学技士又はこれに紛らわしい名称を使用してはならない。

（権限の委任）

第四十一条の二　この法律に規定する厚生労働大臣の権限は，厚生労働省令で定めるところにより，地方厚生局長に委任することができる。

2　前号の規定により地方厚生局長に委任された権限は，厚生労働省令で定めるところにより，地方厚生支局長に委任することができる。

（経過措置）

第四十二条　この法律の規定に基づき命令を制定し，又は改廃する場合においては，その命令で，その制定又は改廃に伴い合理的に必要と判断される範囲内において，所要の経過措置（罰則に関する経過措置を含む。）を定めることができる。

第五章　罰　　則

第四十三条　第十三条又は第二十二条の規定に違反して，不正の採点をした者は，一年以下の懲役又は五十万円以下の罰金に処する。

第四十四条　第二十四条第一項の規定に違反した者は，一年以下の懲役又は五十万円以下の罰金に処する。

第四十五条　第三十条第二項の規定による試験事務の停止の命令に違反したときは，その違反行為をした指定試験機関の役員又は職員は，一年以下の懲役又は五十万円以下の罰金に処する。

第四十六条　第三十八条の規定に違反した者は，六月以下の懲役若しくは三十万円以下の罰金に処し，又はこれを併科する。

第四十七条　第四十条の規定に違反した者は，五十万円以下の罰金に処する。
2　前項の罪は，告訴がなければ公訴を提起することができない。
第四十八条　次の各号のいずれかに該当する者は，三十万円以下の罰金に処する。
　一．第八条第一項の規定により臨床工学技士の名称の使用の停止を命ぜられた者で，当該停止を命ぜられた期間中に，臨床工学技士の名称を使用したもの
　二．第四十一条の規定に違反した者
第四十九条　次の各号のいずれかに該当するときは，その違反行為をした指定試験機関の役員又は職員は，三十万円以下の罰金に処する。
　一．第二十五条の規定に違反して帳簿を備えず，帳簿に記載せず，若しくは帳簿に虚偽の記載をし，又は帳簿を保存しなかったとき。
　二．第二十七条の規定による報告をせず，又は虚偽の報告をしたとき。
　三．第二十八条第一項の規定による立入り若しくは検査を拒み，妨げ，若しくは忌避し，又は質問に対して陳述をせず，若しくは虚偽の陳述をしたとき。
　四．第二十九条の許可を受けないで試験事務の全部を廃止したとき。
附　則（省　略）

索　　　引

【あ】
安　全　5, 10, 72, 107, 124

【い】
閾　値　112, 118, 119, 120, 122
一回換気量　14, 15
遺伝子　107, 108
医用工学　21
医用生体工学　21, 88, 89, 94
医用電子工学　21
医用物理　88, 89, 94, 95
陰圧脱血　4, 8
因果的　104, 105, 124

【う】
植込み型ペースメーカ　28

【お】
オシロスコープ　22, 23

【か】
外シャント　69, 70
解剖学　55, 56, 57, 64, 66, 67, 68
外　乱　113, 114
学　習　123
活動電位　112, 118, 119, 120, 122
カニューレ　3, 7
過分極　118
科目履修生　49

【き】
ガンマカメラ　90, 94
気管カニューレ　30, 31
気管チューブ　30, 31
基　礎　44, 124, 126
既卒者　47
機能的電気刺激　93
教科内容　34
業務独占　29

【く】
空間的加算　118
空気塞栓　3
グラフト　69, 70
クリニカルエンジニアリング基本問題研究委員会　25
クリニカルエンジニアリング調査委員会　25
クレアチニン　10, 13

【け】
計　測　102, 104, 112
計測工学　75, 103
血液ガス　4, 7
血液凝固　69, 70
血液浄化装置　28, 30, 70, 81
血液透析　11, 12, 69, 85, 125
血液透析装置　10, 11, 24
血液濾過　12
血管径　114
結　合　106, 112, 114
血漿交換　12

【こ】
嫌気性菌　10
高気圧酸素治療　8, 84, 85
興奮性シナプス　118
効率的　104, 106, 124
呼吸数　14, 15
誤　差　102, 103, 105, 113
国家試験　50, 77

【さ】
最適性　108, 114, 115
細胞体　117
雑　音　102, 103
三尖弁　2, 6
酸素マスク　30, 32

【し】
シェフィールド大学　89, 98
時間的加算　118
磁気共鳴画像装置　24, 28
軸　索　117
システム　106, 108, 110, 115, 116, 124
システム的　104, 106, 107, 124
指定科目　42
シナプス　117, 118, 122, 123
シナプス後電位　117, 118, 119
シミュレーション　116, 122
蛇　管　30, 31
シャント　13
修　士　82, 83, 94, 95, 96

就職	77, 78, 79	
集中治療室	1, 14	
樹状突起	117	
受験資格	33, 34, 42	
手術用マニピュレータ	126, 127	
手術用ロボット	126, 127	
出力	113	
衝撃波結石破砕装置	125, 126	
冗長性	107	
情報処理工学	59, 125	
除細動器	28, 71	
神経細胞	117	
神経伝達物質	117, 118, 119	
神経伝導速度計測	90, 92	
人工呼吸	15, 104	
人工呼吸器	14, 15, 28, 30	
人工心肺	6, 70, 80, 85, 106, 125	
人工心肺装置	2, 28	
人工内耳	90, 92	
心室細動	71	
心臓カテーテル検査	79, 80	
診断	101, 102, 103	
心電図	28	
心電図モニタ	16, 19, 28	
振動法を用いた自動血圧計	75, 76	
腎不全	10, 13	

【せ】

制御	9, 102, 103, 104	
制御系	113	
制御システム	113	
制御量	113, 114	
静止電位	118	
生命維持管理装置	27, 29, 30, 31, 58, 70	
生理学	57, 61, 65, 66, 70	
潜函病	9	
線形	110	

線形近似	111, 112	
線形システム	110, 112	
線形性	108	
専攻科	44, 47	
前庭機能検査	90, 92	
専門認定	83, 85	
線量	90, 94	

【そ】

僧帽弁	2, 6	
卒業あるいは中退した人	43	

【た】

第1種ME技術実力検定試験	86	
第2種ME技術実力検定試験	25, 26	
ダイアライザ	11, 12	
体外式ペースメーカ	28	
大学院	81, 82, 83, 94	
対極板	73	
大綱化	34, 51, 52, 53, 126	
代謝	107, 108	
代償	107	
大動脈弁	2, 6	
脱血	4, 8	
脱分極	118	

【ち】

チーム医療	31	
中退者	47	
超音波ドップラー法による血流計測	90, 93	
聴診器	15, 75	
治療	101, 102, 103	

【て】

定量的	104, 105, 124	
電気工学	55, 57, 59, 61, 63, 65, 70, 72, 74, 75	
電気刺激	90	
電気生理学的検査	79, 81	
電気メス	72, 73, 74	

電磁血流計	18, 19	
電子工学	70, 72, 75, 94	
電磁障害	73, 74	

【と】

動作解析	90, 93	
透析療法合同専門委員会	26, 27	
ドラッグ・デリバリ	102	

【な】

内視鏡手術装置	126	
内シャント	69, 70	

【に】

日本生体医工学会	21	
ニューロン	117, 118, 119, 120, 121, 122, 123	
尿素	10, 13	

【ね】

熱傷	73, 74	
ネブライザ	30, 32	

【の】

脳梗塞	70	
脳波計	20, 21	
ノックアウト	107	

【は】

肺塞栓	69, 70	
バスキュラーアクセス	12, 13, 30	
パルスオキシメータ	125, 126	
半透膜	10	
鼻カニューレ	30, 32	

【ひ】

ひずみゲージ	22, 23	
非線形	110	
非線形性	112	
微分方程式	110	

評価関数　116	保守点検　17,29	抑制性シナプス　118
【ふ】	補助循環　80,81	予見性　123
フィードバック	ポンプ脱血　5,8	**【ら】**
108,112,113,114	**【ま】**	落差脱血　5,8
フールプルーフ　108	膜電位　118,119	**【り】**
フェイルセーフ　108	マニュアル　18	リザーバ　3,7
プライミング　2,7	マンシェット　75,76	利得　113,114
分時換気量　14	**【め】**	リハビリテーション工学
【へ】	名称独占　29	90,93
ベッドサイドモニタ　11	メス先　73	臨床医学総論　61,63,65
ヘパリン	**【も】**	臨床工学　22,95
4,8,11,12,69,70	目標値　113,114	臨床工学技士業務指針　27
ヘモグロビン　8,9,10	モデル　108,116,	臨床工学部門　17
勉強の方法　76	119,120,122,123,124	**【ろ】**
編入学　49	モニタ　28	論理演算　120,121
【ほ】	問題提起性　123	論理素子　120,123
ポアズイユの法則　114,116	**【よ】**	
膀胱電気刺激　90,92	要素	
法的責任　31	106,107,112,114,116	

【A】	**【M】**	OR　120,121
AND　120,121	medical electronics　21	**【P】**
【C】	medical engineering　21	PCPS　80,81
CCU　1,16,28	ME センター　17	**【V】**
clinical engineering　22	MRI　24,28	VAS　80,81
【I】	**【N】**	**【X】**
IABP　80,81	NOT　120,121	X 線 CT　20,21,28
ICU　1,16,28	**【O】**	

―― 著者略歴 ――

1969 年	東京大学工学部電気工学科卒業
1969 年	富士通株式会社周辺機器技術部勤務
1972 年	東京医科歯科大学助手
1981 年	東京医科歯科大学講師
1981 年	工学博士（東京大学）
1982 年	東京医科歯科大学助教授
1995 年	北里大学教授
	現在に至る

臨床工学技士のすすめ
Why and How to be a Clinical Engineer　　　© Makoto Noshiro 2006

2006 年 2 月 28 日　初版第 1 刷発行
2011 年 4 月 20 日　初版第 2 刷発行

検印省略	著　者	野　城　真　理 (の しろ ま こと)
	発行者	株式会社　コロナ社
	代表者	牛　来　真　也
	印刷所	富士美術印刷株式会社

112-0011　東京都文京区千石 4-46-10
発行所　株式会社　コロナ社
CORONA PUBLISHING CO., LTD.
Tokyo Japan
振替 00140-8-14844・電話(03)3941-3131(代)
ホームページ　http://www.coronasha.co.jp

ISBN 978-4-339-07086-6　　（金）　　（製本：愛千製本所）
Printed in Japan

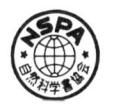

本書のコピー，スキャン，デジタル化等の無断複製・転載は著作権法上での例外を除き禁じられております。購入者以外の第三者による本書の電子データ化及び電子書籍化は，いかなる場合も認めておりません。

落丁・乱丁本はお取替えいたします

ＭＥ教科書シリーズ

(各巻B5判)

■(社)日本生体医工学会編
■編纂委員長　佐藤俊輔
■編纂委員　稲田 紘・金井 寛・神谷 瞭・北畠 顕・楠岡英雄
　　　　　　戸川達男・鳥脇純一郎・野瀬善明・半田康延

	配本順			頁	定価
A-1	(2回)	生体用センサと計測装置	山越・戸川共著	256	4200円
A-2	(16回)	生体信号処理の基礎	佐藤・吉川・木竜共著	216	3570円
B-1	(3回)	心臓力学とエナジェティクス	菅・高木・後藤・砂川編著	216	3675円
B-2	(4回)	呼吸と代謝	小野功一著	134	2415円
B-3	(10回)	冠循環のバイオメカニクス	梶谷文彦編著	222	3780円
B-4	(11回)	身体運動のバイオメカニクス	石田・廣川・宮崎・阿江・林 共著	218	3570円
B-5	(12回)	心不全のバイオメカニクス	北畠・堀編著	184	3045円
B-6	(13回)	生体細胞・組織のリモデリングのバイオメカニクス	林・安達・宮崎共著	210	3675円
B-7	(14回)	血液のレオロジーと血流	菅原・前田共著	150	2625円
B-8	(20回)	循環系のバイオメカニクス	神谷 瞭編著	204	3675円
C-1	(7回)	生体リズムの動的モデルとその解析 ―ＭＥと非線形力学系―	川上 博編著	170	2835円
C-2	(17回)	感覚情報処理	安井湘三編著	144	2520円
C-3	(18回)	生体リズムとゆらぎ ―モデルが明らかにするもの―	中尾・山本共著	180	3150円
D-1	(6回)	核医学イメージング	楠岡・西村監修 藤林・田口・天野共著	182	2940円
D-2	(8回)	Ｘ線イメージング	飯沼・舘野編著	244	3990円
D-3	(9回)	超音波	千原國宏著	174	2835円
D-4	(19回)	画像情報処理（Ⅰ）―解析・認識編―	鳥脇純一郎編著 長谷川・清水・平野共著	150	2730円
D-5	(22回)	画像情報処理（Ⅱ）―表示・グラフィックス編―	鳥脇純一郎編著 平野・森 共著	160	3150円
E-1	(1回)	バイオマテリアル	中林・石原・岩崎共著	192	3045円

配本			編著者	頁	定価
E-3	(15回)	人工臓器（Ⅱ） —代謝系人工臓器—	酒井清孝編著	200	3360円
F-1	(5回)	生体計測の機器とシステム	岡田正彦編著	238	3990円
F-2	(21回)	臨床工学（CE）と ME機器・システムの安全	渡辺　敏編著	240	4095円

以下続刊

A	生体電気計測	山本尚武編著
A	生体光計測	清水孝一著
D-6	MRI・MRS	松田・楠岡編著
E	治療工学（Ⅰ）	橋本・篠原編著
E-2	人工臓器（Ⅰ） —呼吸・循環系の人工臓器—	井街・仁田編著
E	細胞・組織工学と遺伝子	松田武久著
F	医学・医療における情報処理とその技術	田中博著
F	病院情報システム	石原謙著
A	生体用マイクロセンサ	江刺正喜編著
C-4	脳磁気とME	上野照剛編著
E	電子的神経・筋制御と治療	半田康延編著
E	治療工学（Ⅱ）	菊地眞編著
E	生体物性	金井寛著
F	地域保険・医療・福祉情報システム	稲田紘編著
F	福祉工学	土肥健純編著

ヘルスプロフェッショナルのための
テクニカルサポートシリーズ

（各巻B5判）

■編集委員長　星宮　望
■編集委員　髙橋　誠・徳永恵子

配本順			頁	定価
1.		ナチュラルサイエンス （CD-ROM付）	髙橋　誠 但野　茂 和田龍彦 有田清三郎 共著		
2.		情報機器学	髙橋　誠 永田　啓 共著		
3.	(3回)	在宅療養のQOLとサポートシステム	徳永恵子編著	164	2730円
4.	(1回)	医用機器Ⅰ	田村俊世 山越憲一 村上肇 共著	176	2835円
5.	(2回)	医用機器Ⅱ	山形仁編著	176	2835円

定価は本体価格+税5％です。
定価は変更されることがありますのでご了承下さい。

図書目録進呈◆

ヒューマンサイエンスシリーズ

（各巻B6判，欠番は品切です）

■監　　修　　早稲田大学人間総合研究センター

		編著者	頁	定価
1.	性を司る脳とホルモン	山内 兄人／新井 康允 編著	228	1785円
2.	定年のライフスタイル	浜口 晴彦／嵯峨座 晴夫 編著	218	1785円
3.	変容する人生 ―ライフコースにおける出会いと別れ―	大久保 孝治 編著	190	1575円
5.	ニューロシグナリングから知識工学への展開	吉岡 亨／市川 一寿／堀江 秀典 編著	164	1470円
6.	エイジングと公共性	渋谷 望／空閑 厚樹 編著	230	1890円
7.	エイジングと日常生活	高木 和功／田戸 知 編著	184	1575円
8.	女と男の人間科学	山内 兄人 編著	222	1785円
9.	人工臓器で幸せですか？	梅津 光生 編著	158	1575円
10.	現代に生きる養生学 ―その歴史・方法・実践の手引き―	石井 康智 編著	224	1890円
11.	いのちのバイオエシックス ―環境・こども・生死の決断―	木村 利人／掛江 直子／河原 直人 編著	224	1995円

定価は本体価格+税5％です。
定価は変更されることがありますのでご了承下さい。

図書目録進呈◆